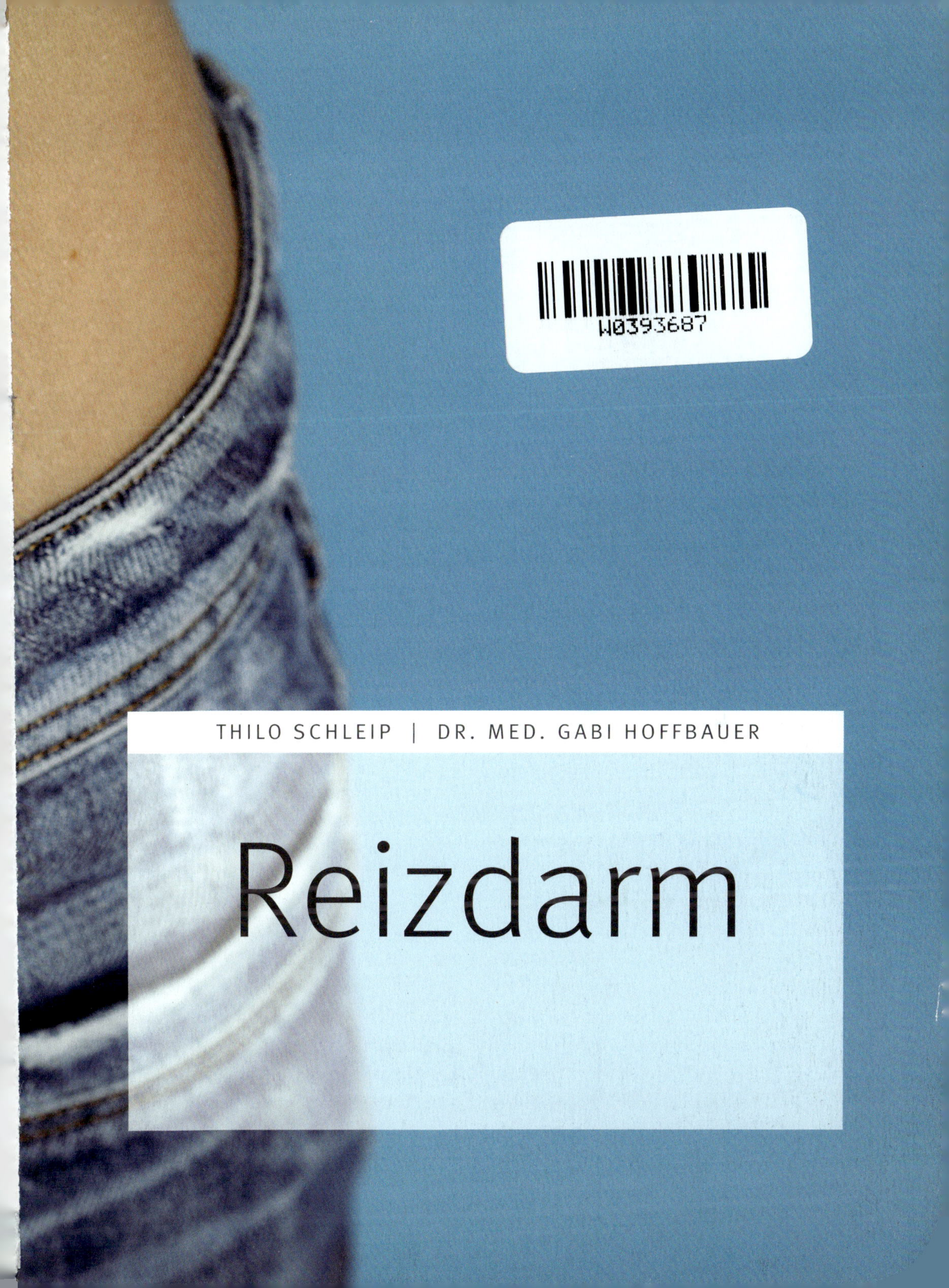

THILO SCHLEIP | DR. MED. GABI HOFFBAUER

Reizdarm

THEORIE

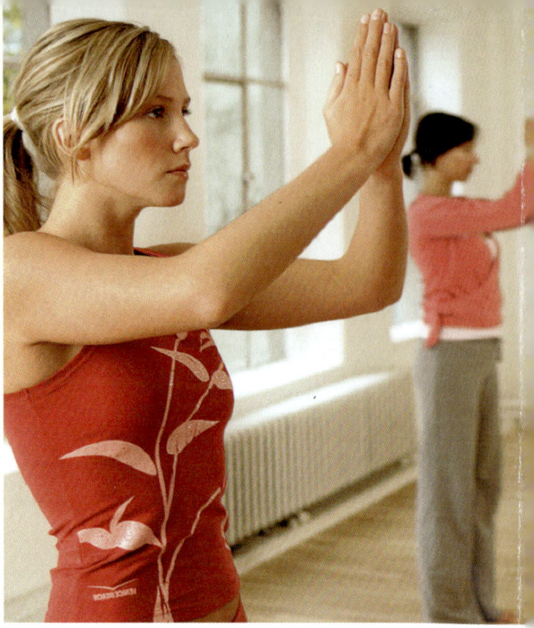

PRAXIS

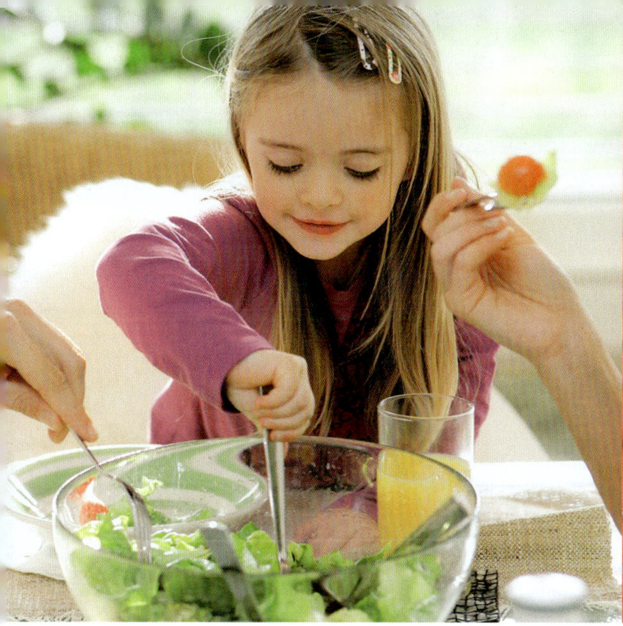

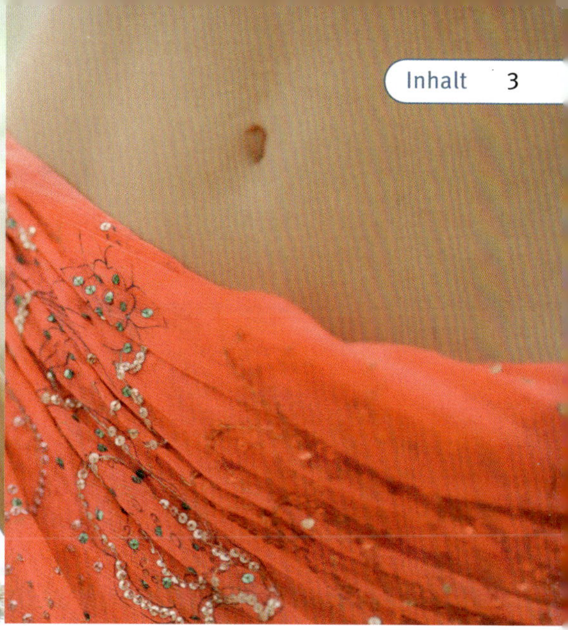

SERVICE

DIE AUTOREN

Thilo Schleip, geboren 1971, ist als freier Journalist und Unternehmer im Gesundheitswesen tätig. Er hat sich in den letzten Jahren intensiv mit gesundheitlichen Problemen im Magen-Darm-Bereich auseinandergesetzt. Da er selbst von Laktose-, Fruktose- und Histaminunverträglichkeit betroffen ist, hat er zu diesen Themen bereits mehrere Ratgeber veröffentlicht. Auf seiner Internetplattform www.laktonova.de finden Betroffene Informationen über Intoleranzen und das Reizdarmsyndrom. Auch Ärzten, Ernährungsberatern und Heilpraktikern dient seine Website als Anlaufstelle.

Dr. med. Gabi Hoffbauer, geboren 1955, ist Fachärztin für Innere Medizin. Als Gesundheitsberaterin mit eigener Praxis in München leitet sie unter anderem Seminare zur Gesundheitsvorsorge und -verbesserung mit den Schwerpunkten Stoffwechsel, Ernährung und Herz-Kreislauf-Erkrankungen. Darüber hinaus ist sie als wissenschaftliche Beraterin und Autorin für verschiedene Verlage und Zeitschriften tätig.

EIN WORT ZUVOR

Wenn Sie gerade von Ihrem Arzt erfahren haben, dass Sie unter funktionellen Störungen des Magen-Darm-Trakts leiden, dann wird Sie das zunächst vielleicht verwirren. Funktionelle Störungen, das bedeutet, dass Ihre Verdauungsorgane nicht im eigentlichen Sinne krank sind, dass aber ihre Funktion so verändert ist, dass sie Ihnen Beschwerden verursachen können.

Auch wenn Sie es anfangs nicht glauben möchten, dass hinter den oft sehr unangenehmen Beschwerden keine ernste Krankheit steckt, so ist dies doch auf den zweiten Blick eine gute Nachricht: Ein Reizdarmsyndrom ist letztlich harmlos, es verkürzt weder die Lebenserwartung, noch geht es je in eine schwere Krankheit über. Zwar gibt es bis heute letztlich kein Heilmittel gegen diese Krankheit, aber die Wissenschaft hat in den letzten Jahren sehr viele Faktoren entdeckt, die ein Reizdarmsyndrom (und ein Reizmagensyndrom) auslösen beziehungsweise verstärken können. Dieses Buch will Sie über den aktuellen Kenntnisstand auf diesem Gebiet informieren und Ihnen gleichzeitig dabei behilflich sein, Ihre ganz persönlichen Auslöser und Verstärker der Symptome festzustellen. Sie können selbst viel dazu beitragen, dass es Ihnen bald besser gehen wird. Finden Sie heraus, was Sie krank macht, und meiden Sie gezielt die Auslöser Ihrer Beschwerden. Sie werden sehen, dass Sie sich dann bald wohler fühlen.

Suchen Sie sich auch einen Arzt als Verbündeten, dem Sie vertrauen und der mit Ihnen zusammen auf Sie persönlich abgestimmte Strategien entwickelt. Sollte es einmal unbedingt notwendig sein, kann er Sie mit einer kurzzeitigen medikamentösen Behandlung unterstützen, um die Beschwerden dieser chronischen Funktionsveränderung zu lindern oder vielleicht sogar ganz zum Verschwinden zu bringen.

Thilo Schleip
Dr. med. Gabi Hoffbauer

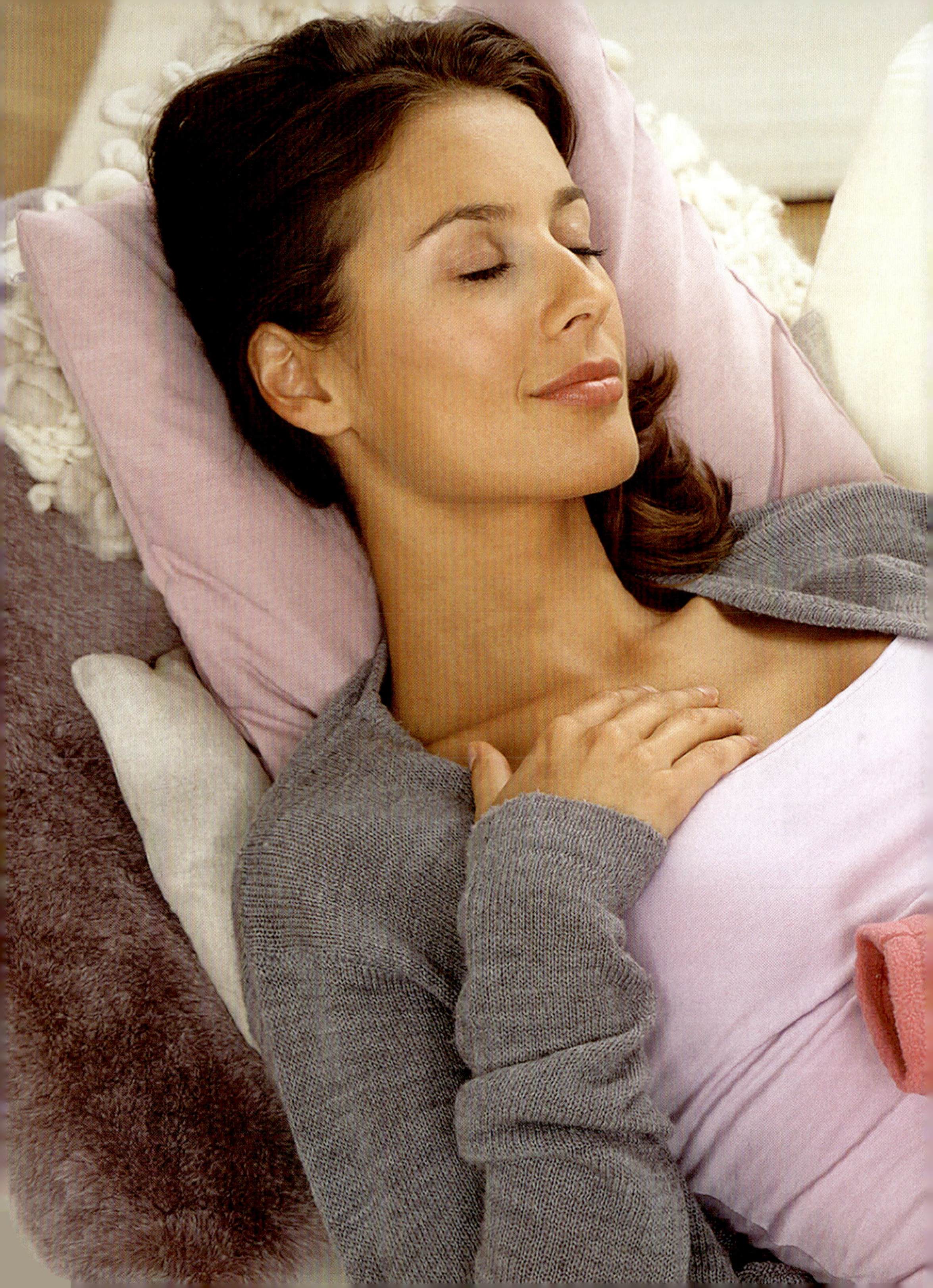

URSACHEN UND KRANKHEITS-BILDER DES REIZDARMS

Genauso vielfältig, wie sich ein Reizdarm äußert, sind seine Ursachen. Kommen Sie den Auslösern auf die Spur – so sind Sie auf dem besten Weg zur Genesung.

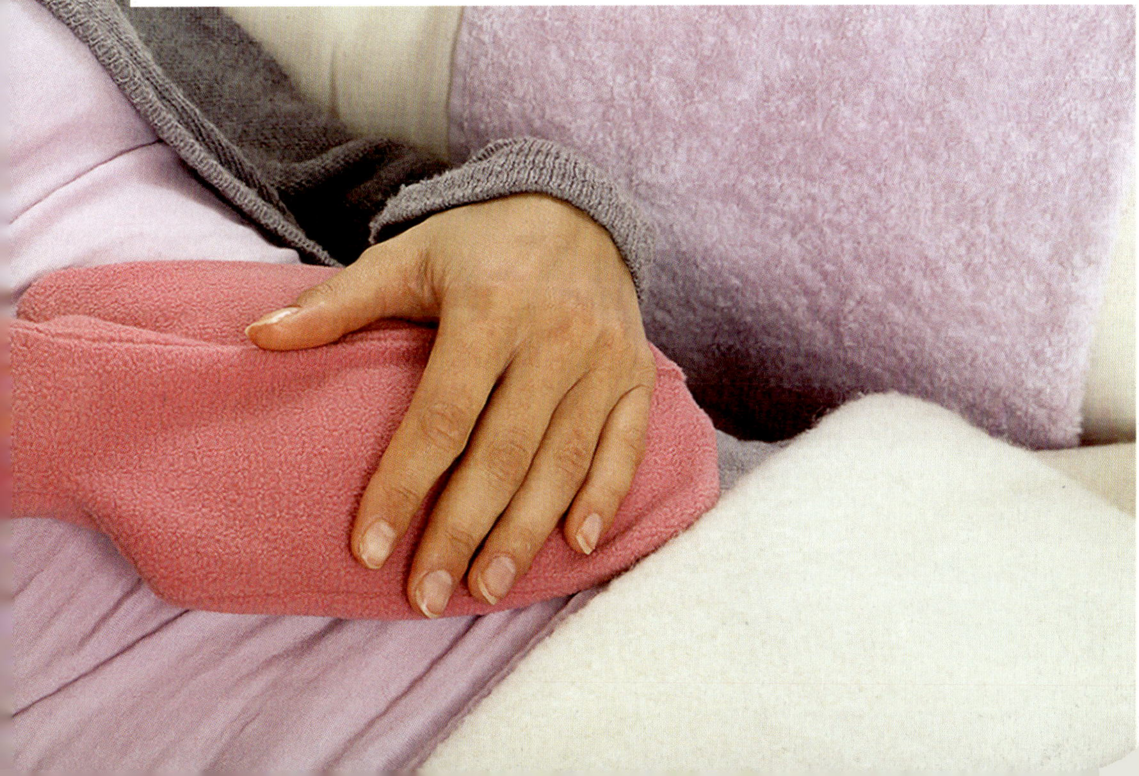

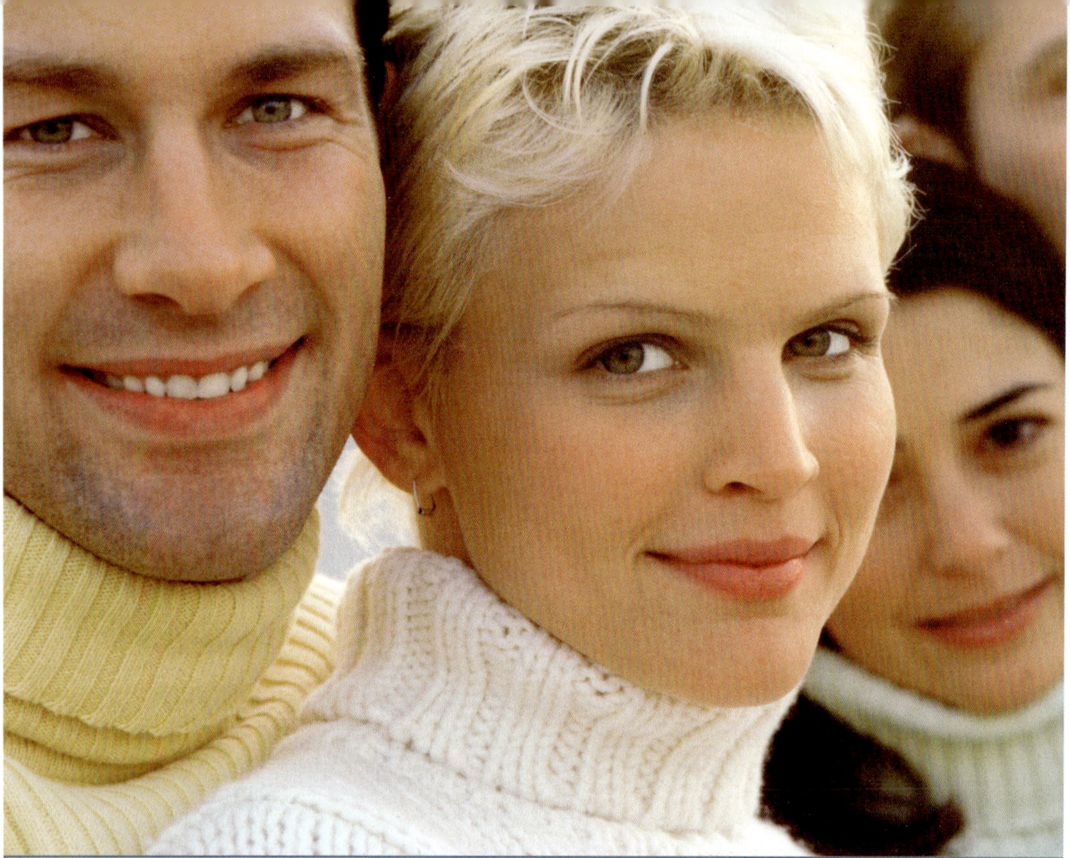

Eine Krankheit – viele Gesichter

Viele Menschen leiden unter Übelkeit, Blähungen, Bauchschmerzen, Stuhlunregelmäßigkeiten, ja sogar depressiven Verstimmungen, ohne organisch krank zu sein. Es handelt sich hierbei um funktionelle Störungen des Magen-Darm-Traktes, die keine Krankheiten im klassischen Sinne darstellen. Da sie aber das Allgemeinbefinden und somit die Lebensqualität der Betroffenen stark beeinträchtigen können, werden sie in der Medizin als funktionelle Darmerkrankung oder Reizdarm bezeichnet.

Was ist ein Reizdarm?

Unter funktionellen Erkrankungen des Verdauungstraktes versteht man Störungen, die im Magen-Darm-Trakt ausgelöst werden und länger als zwölf Wochen bestehen oder regelmäßig wiederkehren, ohne dass sich bei Untersuchungen krankhafte Veränderungen der Verdauungsorgane nachweisen lassen.
Beim Reizdarm dagegen stehen (krampfartige) Bauchschmerzen, Durchfall, Verstopfung, Blähungen und Stuhldrang im Vordergrund. Bezeichnend ist auch, dass sich die Beschwerden nach der Stuhlentleerung bessern. Leitsymptome eines Reizmagens sind unter anderem Schmerzen im Oberbauch, Übelkeit, Völlegefühl, Sodbrennen und Aufstoßen.

Wer ist vom Reizdarm betroffen?

Genaue Angaben zur Häufigkeit eines Reizdarms gibt es derzeit nicht, da die Krankheit vielfach nicht richtig diagnostiziert wird. Hinzu kommt, dass vermutlich nicht alle Leidtragenden einen Arzt aufsuchen, da sich viele an die sich einschleichenden Beeinträchtigungen gewöhnt haben und eine Verbesserung ihrer gesundheitlichen Situation erst gar nicht in Betracht ziehen. Es wird jedoch vermutet, dass sieben bis fünfundzwanzig Prozent der Menschen in Europa und den USA davon betroffen sind. Geht man auch nur von der niedrigsten Schätzung aus, so leiden beispielsweise in Deutschland über fünf Millionen Menschen unter funktionellen Störungen des Verdauungstraktes.
Das Reizdarmsyndrom ist die zweithäufigste Ursache für Fehlzeiten am Arbeitsplatz. Hinzu kommt, dass durch teure diagnostische Verfahren, Fehlbehandlungen, mehrfach wiederholte Untersuchungen, Frühberentung und überflüssige Krankenhausaufenthalte volkswirtschaftliche Kosten in Milliardenhöhe entstehen. Funktionelle Störungen des Verdauungstraktes sind ein weltweit bekanntes Phänomen. Bislang gibt es allerdings keinen eindeutigen Beleg dafür, dass sie durch die Lebensumstände in modernen Industrienationen hervorgerufen werden. Sicher ist aber, dass psychosozialer Stress die bereits vorhandenen Symptome verstärkt beziehungsweise aufrechterhält.

DIAGNOSE

Ein Reizdarmsyndrom gilt als klinisch gesichert, wenn in mehr als drei Monaten im Jahr folgende Kriterien teilweise oder ganz erfüllt sind: Schmerzen, Krämpfe, Missempfindungen im Bauchbereich, die sich nach dem Stuhlgang bessern, Blähungen und Blähbauch sowie eine unnormale Veränderung des Stuhlgangs.

Das Reizdarmsyndrom ist eine Erkrankung des jüngeren und mittleren Lebensalters: Die meisten Betroffenen sind zwischen zwanzig und vierzig Jahre alt, rund zwei Drittel davon sind Frauen. Es gibt Anzeichen, dass ein Zusammenhang zwischen Reizdarm und weiblichen Hormonen besteht.

Aufgrund der massiven körperlichen Beeinträchtigungen befürchten viele Patienten, schwerwiegende Folgeschäden zu erleiden. Sie brauchen sich jedoch keine übermäßigen Sorgen zu machen: Funktionelle Störungen schränken zwar die Lebensqualität ein, doch nicht die Lebenserwartung. Im Gegenteil: Menschen mit Reizdarm leben durchschnittlich länger als die Allgemeinbevölkerung, da sie sich bewusster ernähren und Vorsorgeuntersuchungen nutzen. Sie haben auch kein erhöhtes Risiko, ein Krebsleiden, chronisch-entzündliche Erkrankungen oder andere dauerhafte Schäden zu entwickeln. Die Erfolgsaussichten auf eine Genesung sind sehr gut, wenn sie ärztliche und gegebenenfalls psychologische Behandlungen kombinieren und aktiv an der Behandlung mitwirken. Besonders eine Änderung von Ernährungsgewohnheiten und belastenden Lebenssituationen kann eine rasche Heilung einleiten.

EINE KRANKHEIT MIT ZAHLREICHEN NAMEN

Im Laufe der Jahre wurden diverse Versuche unternommen, das Phänomen Reizmagen oder Reizdarm zu erklären. Ebenso viele unterschiedliche Bezeichnungen wurden dafür konstruiert, wie zum Beispiel »funktionelle Dyspepsie«, »funktionelles Magen-Darm-Syndrom«, »Colon irritable«, »intestinale Funktionsstörung« und viele mehr. Alle diese Namen findet man jedoch nur noch selten, da sie einerseits nicht mehr gebräuchlich sind und andererseits sich als irreführend oder schlichtweg falsch herausgestellt haben.

Eine eindeutige Abgrenzung zwischen Reizmagen und Reizdarm ist aufgrund der sich teilweise überschneidenden Symptome nicht möglich. Da beiden Krankheiten dieselben Ursachen zugrunde liegen und viele Betroffene gleichzeitig oder im Wechsel über Magen- und Darmbeschwerden klagen, macht eine Unterscheidung wenig Sinn. Deshalb hat sich in der Praxis der Überbegriff »Reizdarmsyndrom« (RDS) – kurz: »Reizdarm« – durchgesetzt, der auch hier verwendet wird, es sei denn, eine Unterscheidung ist zum Verständnis zwingend nötig.

Welche Beschwerden deuten auf einen Reizdarm hin?

Die Beschreibungen der von Reizdarmpatienten verspürten Beschwerden sind so facettenreich wie das Krankheitsbild selbst. Gerade funktionelle Störungen werden eher subjektiv wahrgenommen, was dem behandelnden Arzt die Diagnose nicht gerade erleichtert. Jeder Mensch hat seine eigenen Körperempfindungen und darüber hinaus seine persönliche Art, sie in Worte zu fassen. Achten Sie deshalb genau auf die Signale Ihres Körpers und notieren Sie sie sich für das Arztgespräch.

Die Symptome – ein weites Feld

Charakteristisch für funktionelle Störungen des Verdauungstrakts ist das häufig wechselnde Krankheitsbild, beispielsweise der Wechsel von Durchfall und Verstopfung. Viele Reizdarmpatienten klagen dazu über Bauchschmerzen. Diese treten meist unterschiedlich ausgeprägt an verschiedenen Stellen des Bauchs (Abdomens) auf. Die Palette der Schmerzempfindungen reicht dabei von chronisch-leicht bis krampfartig-schwer.

Im Gegensatz dazu wird von den Ärzten beobachtet, dass die Patienten in der Regel nicht den Eindruck machen, als seien sie krank. Tatsache ist jedoch, dass viele von ihnen unter massiven körperlichen und psychischen Beeinträchtigungen leiden. Werden diese Beschwerden im Arztgespräch erwähnt, lenken sie nicht selten den Verdacht auf eine hypochondrische Störung, da sie objektiv nicht nachweisbar sind.

Bei der Übersicht auf den folgenden Seiten handelt es sich um eine Zusammenstellung aller bisher bekannten und durch klinische Studien belegten Beschwerdebilder des Reizdarms. Die meisten Betroffenen klagen natürlich nur über einige der aufgeführten Symptome. Und natürlich können auch weitere, hier nicht genannte Beschwerden im Zusammenhang mit einer funktionellen Störung des Magen-Darm-Trakts auftreten.

Um die Tabelle übersichtlich zu machen, sind die Beschwerden von Reizmagen und Reizdarm getrennt aufgeführt, auch wenn dies für die klinische Praxis keine besondere Bedeutung hat.

TIPP

Schildern Sie Ihrem Arzt das Beschwerdebild so objektiv wie möglich. Bleiben Sie dabei sachlich und verwenden Sie weder Superlative noch emotionale Ausdrücke. So vermeiden Sie den unnötigen Verdacht einer eingebildeten Störung.

Auf einen Blick: Die Symptome eines Reizdarms

Symptome des Reizdarms

> Durchfall und durchfallartige Beschwerden
> Verstopfung
> Durchfall und Verstopfung im Wechsel
> diffuse Leibschmerzen
> krampfartige Schmerzen nach dem Essen
> mit Schmerzen verbundene Blähungen
> unregelmäßiger Stuhlgang, danach Erleichterung (bei Durchfall)
> Gefühl der unvollständigen Stuhlentleerung (bei Verstopfung)
> Gefühl eines aufgeblähten Bauches
> starker, überraschender Stuhldrang
> breiiger/wässriger Stuhl, teils mit Schleim – oft nach dem Frühstück
> ständige oder regelmäßig wiederkehrende Beschwerden

Symptome des Reizmagens

> brennende, krampfartige oder dumpfe Bauchschmerzen
> Druck- und Völlegefühl
> Sodbrennen mit saurem Aufstoßen
> Oberbauchschmerzen
> frühes Sättigungsgefühl
> Übelkeit, Brechreiz oder Erbrechen
> Appetitlosigkeit
> Gefühl eines aufgetriebenen Bauches
> Oberbauchbeschwerden bei Hunger, nach dem Essen besser
> Brennen der Zunge (am Gaumen)
> Schluckbeschwerden
> trockener Mund

DEFINITION

Die Häufigkeit der normalen Stuhlentleerung liegt nach klinischer Definition zwischen 3-mal pro Tag bis 3-mal pro Woche. Aus diesem Grund handelt es sich bei den meisten Reizdarmfällen noch nicht um Durchfall beziehungsweise Verstopfung. Da die Beschwerden aber mit den typischen Beeinträchtigungen dieser Krankheitsbilder einhergehen, werden sie hier trotzdem so bezeichnet.

Zusätzliche Symptome

- chronisches Krankheitsgefühl
- Rückenschmerzen
- Kloßgefühl im Hals
- Gefühl der Atemhemmung
- Herzrasen oder Herzstolpern
- Schmerzen in der Brust
- urologische Beschwerden
- Fibromyalgie (Form des Weichteilrheumatismus)
- Migräne
- häufiges Wasserlassen
- Gliederschmerzen
- Hitzewallungen
- Erröten
- vermehrtes Schwitzen oder Schweißausbrüche
- Kopfschmerzen
- Schlafstörungen
- depressive Verstimmungen
- Konzentrationsschwierigkeiten
- innere Unruhe und Nervosität
- Ängstlichkeit
- Erschöpfung
- Anspannung
- Niedergeschlagenheit
- Müdigkeit
- Mattigkeit
- psychosozialer Stress, wie Sorgen, Ängste oder Überlastung

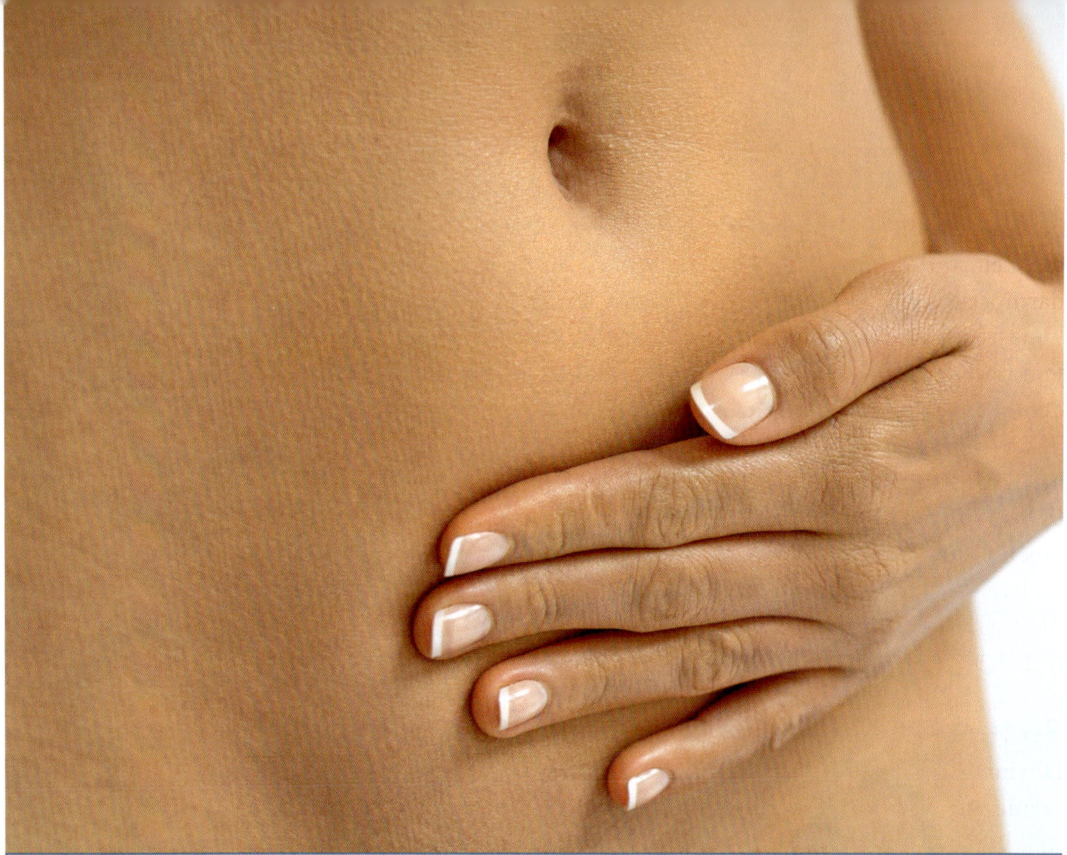

Wie kommt es zu einem Reizdarm?

Was macht überhaupt eine funktionelle Störung aus? Wie kann es sein, dass körperliche Beschwerden existieren, obwohl sich mit den Mitteln der modernen Medizin keine krankhaften organischen Veränderungen nachweisen lassen? Spielt sich das Reizdarmsyndrom in Wirklichkeit im Kopf ab?

Jeder Betroffene erreicht früher oder später einen Punkt, an dem er sich diese Fragen stellt. Die Hoffnung, durch ein Gespräch mit dem behandelnden Arzt einen Einblick in die Funktionsweise dieser Krankheit zu bekommen, wird meist schnell wieder begraben. Zu groß ist der Klärungsbedarf und zu gering bemessen ist die Zeit, die ein Arzt für die eingehende Beratung eines Reizdarmpatienten aufbringen kann. Hinzu kommt, dass die Wirkungszusammenhänge, die zu den Beschwerden führen, bei Weitem noch nicht vollständig geklärt sind. Seit einigen Jahren werden jedoch verschiedene krank machende Mechanismen und Faktoren diskutiert.

Nach dem derzeitigen Stand der medizinischen Forschung lassen sich die Abläufe, die zur Entstehung der Krankheit führen, aus Wechselwirkungen in Magen, Darm, Nervensystem und Psyche erklären. Dieser Erklärungsansatz schließt allerdings nicht aus, dass künftig weitere mögliche Mechanismen gefunden und für bedeutsam erachtet werden.

So funktioniert die Verdauung

Die im Mund zerkleinerte und mit Speichel zu einem Speisebrei vermengte Nahrung gelangt über die Speiseröhre in den Magen und von dort in den Darm. Der gesamte Verdauungskanal, also die Strecke zwischen Mund und Darmausgang, hat eine durchschnittliche Länge von fünf bis sechs Metern. Um den Nahrungsbrei über diese weite Distanz zu befördern, haben Speiseröhre, Magen und Darm eine Muskulatur, die ringförmig um die Verdauungsorgane angeordnet ist. Diese treibt den Speisebrei durch Kontraktionen (Zusammenziehungen) Stück für Stück voran.

Zur leichteren Veranschaulichung der Verdauungsbewegung dient das Beispiel eines Fahrradschlauches, durch den man von außen mit zwei Fingern eine zähflüssige Masse voranzuschieben versucht. Dieses Bewegungsvermögen bezeichnet man in der Medizin als motorische Aktivität (Motilität). Sind die natürlichen Bewegungen des Verdauungstrakts verändert, dann spricht man von einer gestörten Aktivität. Sie hat zum Beispiel zur Folge, dass die Verdauungsbewegungen zu langsam oder zu schnell einsetzen. Diese Bewegungsstörungen stehen nach neuesten medizinischen Erkenntnissen in direktem Zusammenhang mit dem Reizmagen- und Reizdarmsyndrom.

GUT GEKAUT ...

Verdauen fängt bereits beim Kauen an: Die im Speichel enthaltenen Enzyme sind ein wichtiger Bestandteil des Verdauungsprozesses und entlasten den Magen-Darm-Trakt spürbar. Faustregel: Einen großen Bissen bis zu dreißigmal kauen und in fünf bis acht Einzelportionen schlucken.

VIELFÄLTIGE REIZE
Die Darmaktivität wird nicht nur vom Darminhalt beeinflusst, sondern auch vom Schlaf-Wach-Rhythmus, von körperlicher Bewegung, von Art und Menge der Nahrung, von Essgewohnheiten, Emotionen und von Medikamenten. Auch Schilddrüsenunter- bzw. -überfunktion, Diabetes mellitus, Parkinson und multiple Sklerose können die Darmaktivität verändern.

Zu schnell oder zu langsam

Bewegungsstörungen des Magens äußern sich meist durch eine verlangsamte Aktivität (Hypomotilität). Die zur Zerkleinerung der Speisen erforderlichen Muskelbewegungen des Magens sind zu selten oder zu schwach. Dadurch verbleibt der Speisebrei länger als nötig im Magen und führt auf diese Weise zu Übelkeit und Völlegefühl. Das Gegenteil dieser funktionellen Störung ist eine beschleunigte Aktivität (Hypermotilität). Sie ist beim Reizmagen allerdings eher die Ausnahme.
Ist die Verdauungsbewegung des Dick- oder Dünndarms beeinträchtigt, so kommen folgende zwei Störungen in Betracht: Eine unzureichende Bewegung der Darmmuskulatur (Hypomotilität) verlangsamt den Verdauungsvorgang und führt so zu Völlegefühl und Verstopfung. Ist die Darmbewegung hingegen überaktiv (Hypermotilität), hat dies einen beschleunigten Verdauungsprozess zur Folge, der mit durchfallartigen Beschwerden und unangenehmem Stuhldrang einhergeht. Bei den meisten Reizdarmpatienten treten diese Bewegungsstörungen und die damit verbundenen Beschwerden im Wechsel auf.

Wenn der Darm schnell gereizt ist

In den letzten Jahren wandte sich das Interesse der RDS-Forschung vermehrt den Wahrnehmungsstörungen (Perzeptionsstörungen) zu. Unter Perzeption versteht man das unbewusste Wahrnehmen oder Empfinden eines Reizes. Im Zusammenhang mit dem Reizdarmsyndrom sind Wahrnehmungsveränderungen in Magen und Darm gemeint.
Seit vielen Jahren ist bekannt, dass Reizdarmpatienten über eine erhöhte Reizempfindlichkeit in Magen und Darm verfügen. Mithilfe der Ballondilatation, einem Messverfahren, bei dem ein kleiner Ballon an einem Katheter in den Darm einer Testperson eingeführt und dort ausgedehnt wird, lässt sich beweisen, dass Reizdarmpatienten sehr viel sensibler auf Dehnungsreize reagieren als gesunde Menschen. Dies hat für die Betroffenen zur Folge, dass sie Verdauungsvorgänge, wie zum Beispiel das Füllen einzelner Darmregionen mit Speisebrei, Darmbewegungen oder Gasansammlun-

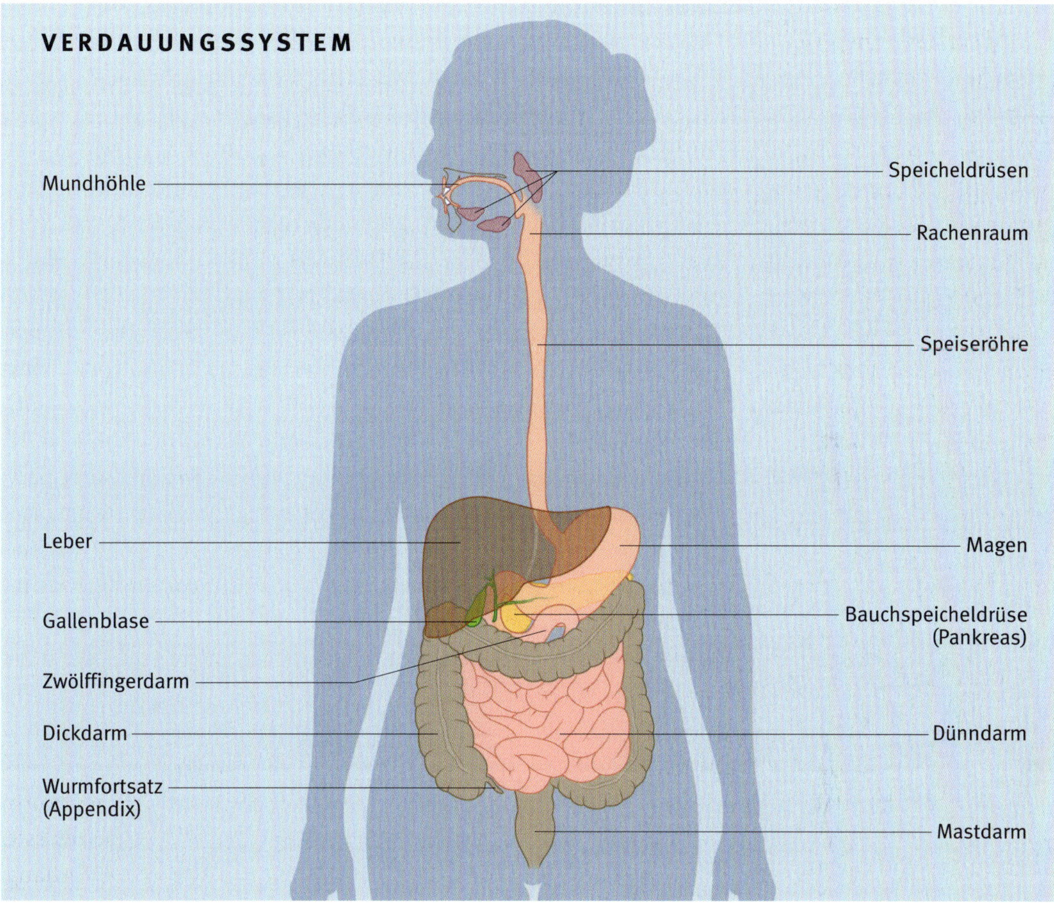

gen, verstärkt wahrnehmen und als unangenehm oder schmerzhaft empfinden. Schon eine geringe Dehnung des Dünn- oder Dickdarms verursacht Druckreize, die im Mast- oder Enddarm (Rektum) Stuhldrang provozieren. Diese erniedrigte Schmerzschwelle beschränkt sich nachweislich ausschließlich auf die Verdauungsorgane und erstreckt sich nicht auf andere Bereiche.

Zur Reizdarmdiagnose wird die Ballondilatation allerdings nicht verwendet, da sie einerseits einen extremen Eingriff in den Körper darstellt und sich andererseits als Nachweis dieser vielschichtigen Erkrankung auch nicht eignet.

Die Verdauung unserer Nahrung findet in Mund, Magen und Darm unter Mithilfe von Speichel, Galle und Bauchspeicheldrüsensekret statt.

CHILI-REZEPTOREN
Vertragen Sie keine scharfen Speisen und müssen Sie nach dem Besuch eines asiatischen oder arabischen Restaurants längere Zeit auf der Toilette verschwinden? Dann kann es sein, dass sich auch in Ihrem Dickdarm erheblich mehr »Chili-Rezeptoren« befinden als bei gesunden Personen.

Überempfindlichkeit von Magen und Darm

Für die Betroffenen stellt die Überempfindlichkeit gegenüber Dehnungsreizen in Magen und Darm eine enorme Beeinträchtigung dar, denn ein störendes Druckgefühl ruft bei ihnen sofort die Verdauungsaktivität ins Gedächtnis zurück. Völlig unberechenbar erscheinen einem zudem die Schmerzen, die Minuten oder Stunden nach einer Mahlzeit hereinbrechen können. Auch wer sich bemüht, seinen Beschwerden weniger Aufmerksamkeit zu widmen, steht auf verlorenem Posten. Man hat das Gefühl, ein unverdauliches Nahrungsmittel könne für die Probleme verantwortlich sein. Doch selbst ein Glas Wasser am Morgen kann die Lawine ins Rollen bringen.

Ursache dieser veränderten Wahrnehmung ist vermutlich eine erhöhte Sensibilität der Rezeptoren im Darm. Dies bedeutet, dass die Nervenenden in der Darmmuskulatur gegenüber Dehnungsreizen überempfindlich sind. Sie sprechen damit zum Leidwesen der Betroffenen bereits auf geringste Dehnungsvorgänge an und melden eine Störung an das Gehirn.

Nach einer Studie des Imperial College in London, bei der 2007 von 23 Reizdarmpatienten Gewebeproben entnommen wurden, kommt auch eine höhere Dichte von Schmerzrezeptoren im Enddarm als Ursache in Frage. Bestimmte Rezeptoren, die auf Hitze, saure pH-Werte sowie die Schärfe von Chilischoten reagieren, befinden sich bis zu dreieinhalbmal häufiger im Dickdarm von Reizdarmpatienten als bei den Personen einer Kontrollgruppe.

Die Gehirn-Darm-Achse ist aus dem Lot

Das komplizierteste und gleichzeitig noch am wenigsten gesicherte Erklärungsmodell zum Thema Reizdarmsyndrom liefert die Diskussion um die Beteiligung des zentralen Nervensystems. Zur Verdeutlichung dieses Modells im Zusammenhang mit den Wahrnehmungsstörungen benutzt man seit den 1980er-Jahren das aus den USA stammende theoretische Konzept der »Gehirn-Darm-Achse« oder des Bauchhirns. Hiernach besteht zwischen dem Gehirn und dem Verdauungstrakt eine Verbindung, an deren Funktion zahlreiche Überträgersubstanzen beteiligt sind.

Bei Reizdarmpatienten ist die Funktion dieser Verbindung verändert. Dies hat zur Folge, dass Dehnungsreize und andere Signale aus Magen und Darm vom Gehirn falsch verarbeitet und als Beschwerden wahrgenommen werden. Die Gründe für diese Fehlfunktion sind noch nicht geklärt. Es könnte an einer krankhaften (abnormen) Fortleitung von Nervenimpulsen an die Hirnrinde, wo sie verarbeitet werden, oder auch an einer erhöhten Wachsamkeit des zentralen Nervensystems liegen.
Ein weiterer Erklärungsversuch ist die Beteiligung eines Schmerzgedächtnisses. Vereinfacht spielt sich bei Schmerzen Folgendes ab: Ein für den Körper bedrohlicher oder schädigender Reiz wird von den Nerven über das Rückenmark ins Gehirn geleitet. Erst dort wird der Reiz als Schmerz eingestuft. Neben der bewussten Erinnerung können lang anhaltende Schmerzen auch Spuren in Nerven, Rückenmark und Gehirn hinterlassen. Dies kann dazu führen, dass schmerzleitende Nervenzellen empfindlicher werden und bereits relativ schwache Signale als »Schmerz« weiterleiten.

Der Anteil der Psyche

Der mit Abstand größte Teil der lebenserhaltenden Vorgänge im menschlichen Körper wird vom vegetativen oder autonomen Nervensystem gesteuert. Hierunter versteht man die Nerven, die sich nicht durch unseren Willen und damit durch bewusste Kontrolle beeinflussen lassen. Sie steuern wichtige Körperfunktionen, wie Atmung, Blutdruck, Herzfrequenz, Körpertemperatur und Verdauung, aber auch, wie jemand auf Reize von außen reagiert. Für die Krankheitsentstehung beim Reizdarm ist das vegetative Nervensystem deshalb von besonderer Bedeutung, da es gleichzeitig durch psychische und seelische Umstände beeinflusst wird und körperliche Funktionen entsprechend steuert.

Magen, Darm und Psyche im Wechselspiel

Jeder Mensch kennt das Gefühl vor einer wichtigen Prüfung: Die körperliche Anspannung steigt, man ist nervös und fahrig. Auch Magen und Darm arbeiten überaktiv. Zwar reagiert jeder Mensch auf Spannungssituationen unterschiedlich, doch bei den meisten

PSYCHOTHERAPIE IST KEIN ALLHEILMITTEL

Auch wenn organische Ursachen ausgeschlossen werden können, reicht es nicht aus, seelische Gegebenheiten als Krankheitsauslöser zu betrachten. Darüber hinaus macht eine psychologische Behandlung auch nur dann Sinn, wenn tatsächlich eine psychische Störung oder Erkrankung vorliegt.

VOLKSMUND
»Das schlägt mir auf den Magen«, »Ich mache mir vor Angst in die Hose« – diese Aussprüche kennen Sie sicher. Sie zeigen, dass es völlig normal ist, wenn in starken Stresssituationen das Magen-Darm-System reagiert. Allerdings sollte diese Reaktion nach dem aufregenden Ereignis ebenfalls zu Ende sein.

steht eine Beteiligung des Verdauungstraktes im Vordergrund. Die Palette der möglichen Beeinträchtigungen ist dabei groß: Der Magen meldet sich mit Übelkeit, Sodbrennen oder Brechreiz zu Wort, während der Darm mit Rumoren, Krämpfen und Durchfall die Aufmerksamkeit auf sich zieht.
Diese Reaktionen sind völlig normal, auch wenn sie in der entsprechenden Situation unangemessen erscheinen. Problematisch wird es dann, wenn sie, auch in abgeschwächter Form, zum Dauerzustand werden und zudem keine erkennbare organische Ursache ausgemacht werden kann. Ist dies der Fall, so spricht man von einer funktionellen Störung.

Die Psyche beeinflusst die Krankheit und umgekehrt

Noch vor Kurzem wurden ausschließlich psychische Gründe für die Entstehung funktioneller Magen-Darm-Beschwerden verantwortlich gemacht. Man betrachtete das Reizdarmsyndrom als psychosomatische Störung, also als Erkrankung, die sich aufgrund eines dauerhaften psychischen Konflikts entwickelt. Obwohl diese ausschließliche Betrachtungsweise heute als überholt gilt, spielen seelische Störungen beim Reizdarm dennoch eine Rolle – wenn auch nur eine untergeordnete.
Bestimmte Persönlichkeitsmerkmale, wie zum Beispiel Ängstlichkeit oder depressive Verstimmungen, sind bei Reizdarmpatienten häufig zu beobachten. Da diese Merkmale aber auch bei anderen körperlichen (somatischen) oder funktionellen Störungen auftreten, geht man inzwischen davon aus, dass sie eher Folge denn Ursache eines Reizdarms sind. Bei einem Teil der Betroffenen gilt es sogar als erwiesen, dass ihre seelischen Beeinträchtigungen auf funktionelle Störungen zurückzuführen sind und diese in ihrem Ausmaß auch verstärken.
Nur bei wenigen Patienten besteht ein offensichtlicher Zusammenhang zwischen Lebensereignissen und Krankheit. Bei anderen wiederum findet sich überhaupt keine Verbindung. Innerhalb dieses Spektrums bewegt sich der Großteil der RDS-Betroffenen. Psychologische Gegebenheiten beeinflussen das Krankheitsbild demnach in einem individuell unterschiedlichen Ausmaß.

Das seelische Gleichgewicht ist wichtig

Untersucht man das Seelenleben von Reizdarmpatienten, so findet man viele mögliche Auslöser. Depressionen, Gefühle der Überforderung oder die Unfähigkeit, Emotionen zum Ausdruck zu bringen, spielen bei der Krankheitsentstehung häufig eine große Rolle. Auch physischer oder sexueller Missbrauch im Kindesalter wird von den Patienten überdurchschnittlich oft berichtet. In einigen Fällen kommt sogar ein erlerntes Krankheitsverhalten hinzu, also die Neigung, bereits bei geringen Beschwerden einen Arzt aufzusuchen.

Die Unfähigkeit, eine Krankheit zu verarbeiten, sowie fehlende soziale und psychologische Unterstützung können die Entstehung funktioneller Störungen ebenso beeinflussen. Diskutiert wird auch das sogenannte Katastrophenverhalten: Bei manchen Betroffenen entsteht schon bei minimalen Beschwerden der Eindruck, der gesamte Tag sei ruiniert.

Stress und Überforderung führen bei Betroffenen ebenfalls zu Magen-Darm-Beschwerden. Reizbarkeit und Ärger sowie unterschwellige Konflikte haben denselben Effekt. Nach einer Untersuchung leiden vor allem ängstliche und depressive Menschen gleichzeitig unter einem Reizdarm.

Eine andere Untersuchung hat gezeigt, dass Reizdarmpatienten oftmals mit ihrer beruflichen Situation unzufrieden sind. Nicht geklärt ist allerdings, ob diese Situation eher Auslöser oder Folge der funktionellen Magen-Darm-Beschwerden ist. Auch die Angewohnheit, schon bei geringen Beschwerden nicht zur Arbeit zu gehen, wurde bei Betroffenen des Öfteren festgestellt. Eine weitere Studie kam zu dem Ergebnis, dass Frauen, die mit ihrer Rolle als Mutter, Ehefrau oder Partnerin unzufrieden sind, vielfach unter Stuhlverstopfung leiden. Probleme im sexuellen Bereich konnten ebenfalls verstärkt beobachtet werden. Bei Männern dürfte es vergleichbare Zusammenhänge geben.

Interessant sind auch die wissenschaftlichen Belege, dass Reizdarmpatienten auf emotionale Ereignisse und umweltbedingte Einflüsse mit einer deutlich erhöhten Aktivität des gesamten Verdauungstraktes reagieren.

DER ANTEIL DER SEELE

Reizdarmpatienten sprechen wesentlich stärker auf Plazebos (Scheinmedikamente ohne Wirkstoff) an als andere Kranke. Dies ist ein Zeichen dafür, dass psychische Umstände funktionelle Störungen mit beeinflussen.

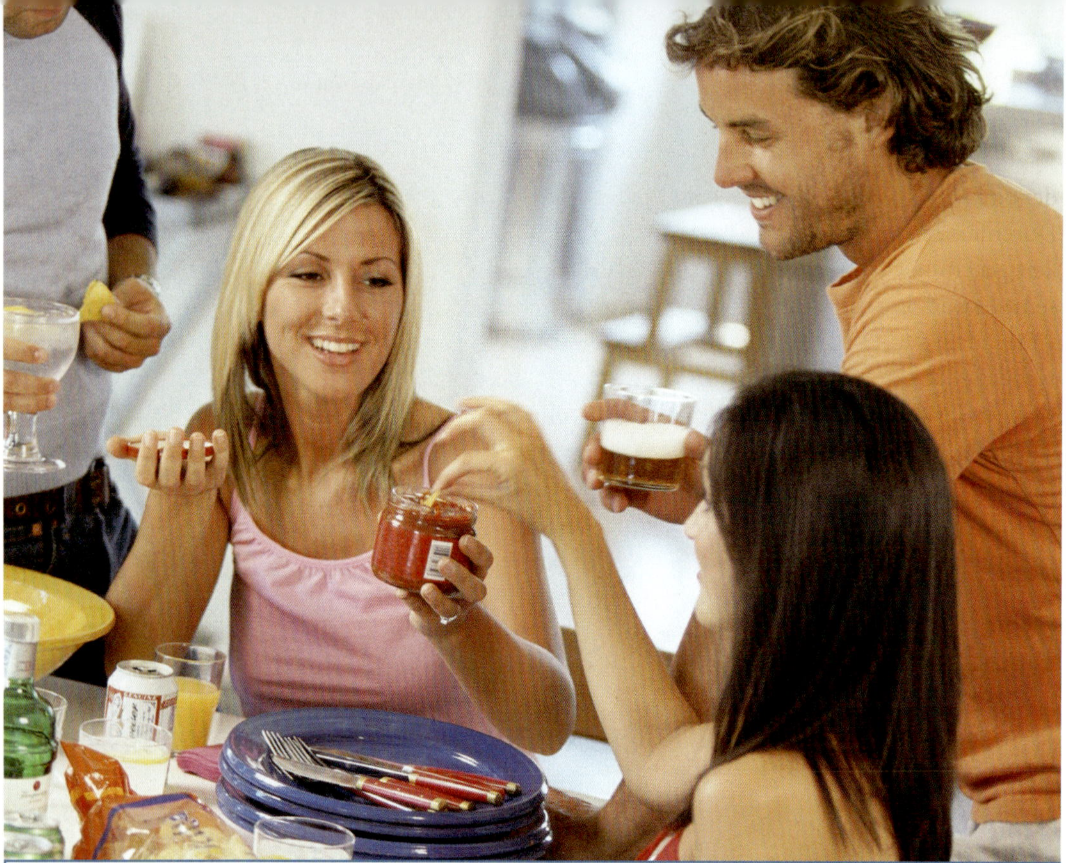

Wodurch wird ein Reizdarm ausgelöst?

Bisher haben Sie erfahren, wie sich funktionelle Beschwerden aus medizinischer und psychologischer Sicht erklären lassen. Doch welche Faktoren lösen letztlich das Reizdarmsyndrom aus oder verstärken es sogar?

In den vergangenen Jahren wurden vielfach Ernährungsfaktoren, also Nahrungsmittel, Ernährungsweise und Essverhalten, erforscht. Dabei haben neuere Studien gezeigt, dass fast jeder Reizdarmpatient mindestens einen Nahrungsmittelbestandteil aus der Gruppe der Kohlenhydrate nicht verträgt und darauf mit Schmerzen oder Durchfall reagiert. Hinzu kommt bei vielen eine Unverträglichkeit gegenüber histaminreichen Speisen und Getränken. Aus diesem Grund berücksichtigen verantwortungsvolle Ärzte ernährungsbedingte Probleme in ihrer Diagnose.

Neben dem großen Bereich der Ernährungsfaktoren existieren weitere Auslöser, die bei funktionellen Störungen unbedingt berücksichtigt werden müssen. Hierzu zählen insbesondere Genussmittel und Medikamente. Aber auch bestimmte Nahrungsmittelallergien oder vorausgegangene Darminfektionen können zu einem Reizdarm führen.

Die Unverträglichkeit von Kohlenhydraten

Zuckerstoffe wie Laktose, Fruktose, Glukose, Maltose oder Stärke bezeichnet man als Kohlenhydrate. Sie sind neben Eiweiß und Fett die wichtigsten Energielieferanten in der menschlichen Nahrung und kommen zum Beispiel in Milchprodukten, Teigwaren, Reis, Gemüse und Obst vor.

Damit der Körper die Kohlenhydrate aufnehmen und weiterverwerten kann, müssen sie durch die Dünndarmwand in den Blutkreislauf transportiert werden. Zu diesem Zweck werden diejenigen Kohlenhydrate, die als Zweifach- oder Mehrfachzucker vorliegen, mithilfe von Enzymen in Einfachzucker zerlegt, damit sie problemlos die Darmwand passieren können. Lediglich Fruchtzucker, der zwar von Haus aus ein Einfachzucker ist, benötigt dennoch für die Passage durch die Darmwand Unterstützung – das Transportprotein GLUT-5. Liegt im Dünndarm ein Enzymdefekt vor, können bestimmte Kohlenhydrate vom Organismus nicht vollständig aufgenommen werden. In diesem Fall spricht man in der Medizin von einer Malabsorption. Sie hat zur Folge, dass ein Teil der Kohlenhydrate unver-

WAS SIND KOHLENHYDRATE?

Kohlenhydrate unterscheidet man je nach chemischem Aufbau beziehungsweise der Anzahl ihrer Moleküle in Einfachzucker (Monosaccharide), Zweifachzucker (Disaccharide) und Mehrfachzucker (Polysaccharide).

Zu den Einfachzuckern gehören Traubenzucker (Glukose), Fruchtzucker (Fruktose) und Schleimzucker (Galaktose). Vertreter der Zweifachzucker sind Rohr- und Rübenzucker (Saccharosen) sowie Milchzucker (Laktose) und Malzzucker (Maltose). Zu den wichtigsten Mehrfachzuckern zählt die Stärke. Während Einfachzucker durch die Darmwand sofort in die Blutbahn gelangen, werden Zwei- und Mehrfachzucker von den Verdauungssäften vorher in Einfachzucker zerlegt.

ändert in den Dickdarm gelangt und dort von Bakterien zersetzt wird. Bei diesem Vorgang entstehen verschiedene Gase und Fettsäuren (siehe Illustration rechts), die für zahlreiche Beschwerden verantwortlich sind.
Die gasförmigen Zersetzungsprodukte Kohlendioxid und Wasserstoff führen zu einem erhöhten Druck im Darm, der eine schmerzhafte Ausdehnung der Darmwände sowie Blähungen zur Folge hat. Die Fettsäuren hingegen, die hauptsächlich aus Ameisen-, Essig- und Buttersäure bestehen, erhöhen die Darmbewegung und verursachen so Durchfall.
Darüber hinaus besitzen Kohlenhydrate eine osmotische Wirkung: Sie ziehen Wasser aus dem umliegenden Gewebe in den Dickdarm. Der Stuhl wird so zusätzlich mit Wasser angereichert und nicht – wie es eigentlich sein sollte – entwässert. Dadurch vergrößert sich das Stuhlvolumen um ein Vielfaches und Stuhldrang sowie Durchfall werden gefördert. Chronische Durchfälle wiederum schädigen die Darmschleimhaut, was zu einer verminderten Enzymeinlagerung und somit zu einer ungenügenden Nährstoffaufnahme führt. Es handelt sich also um einen Teufelskreis, aus dem sich der Betroffene ohne gezielte Ernährungsumstellung nicht so schnell befreien kann.

Vertragen Sie Milch- und Fruchtzucker?

Die bekanntesten und bei Reizdarmpatienten häufigsten Nahrungsmittelunverträglichkeiten beruhen auf der unzureichenden Aufnahme von Milch- und Fruchtzucker aus dem Darm. Wer eines dieser Kohlenhydrate nicht verträgt, der bekommt höchstwahrscheinlich auch Verdauungsprobleme durch den Verzehr des jeweils anderen. Dies ergab eine Studie, für die einige Hundert Patienten mit unklaren Bauchbeschwerden untersucht wurden: Bei jeder vierten Testperson lag eine Milchzuckerunverträglichkeit (Laktose-Intoleranz) und bei jeder zweiten eine Fruchtzuckerunverträglichkeit (Fruktose-Intoleranz) vor.
Daraus erschließt sich ganz klar, dass Kohlenhydratunverträglichkeiten bei funktionellen Magen-Darm-Störungen unbedingt überprüft werden müssen.

MILCH: OFT NUR FÜR KINDER

In Asien und in Afrika südlich der Sahara vertragen über 90 Prozent der Erwachsenen keinen Milchzucker. Laktose-Intoleranz wird dort genetisch vererbt und gilt somit als normal.

Laktose-Intoleranz ist weit verbreitet

Die häufigste Kohlenhydratunverträglichkeit ist die Milchzucker- oder Laktoseunverträglichkeit. Sie betrifft rund 30 Prozent der Patienten, die unter einem Reizdarm leiden.

Milchzucker wird bei gesunden Menschen im Dünndarm durch das körpereigene Enzym Laktase in die Einfachzucker Glukose und Galaktose aufgespalten (enzymatische Spaltung). Diese Einfachzucker gelangen durch die Darmwand in den Blutkreislauf. Produziert der Körper das Enzym Laktase nicht oder nicht in ausreichender Menge, so gelangt der Milchzucker in den Dickdarm, wo er von Bakterien zersetzt wird. Dabei entstehen Gase und Fettsäuren, die wiederum zu Blähbauch und Durchfall führen.

Doch nur etwa die Hälfte der Betroffenen, die Kenntnis von ihrer Milchzuckerunverträglichkeit haben, kennt die genauen Zusammenhänge zwischen diesem Enzymdefekt und ihrem Reizdarm.

Die Frage, ob man Milchzucker verträgt oder nicht, lässt sich durch eine Suchdiät (siehe Seite 45) beantworten. Stellt sich dabei heraus, dass Sie eine Unverträglichkeit haben, sollten Sie milchzuckerhaltige Nahrungsmittel eine Zeit lang reduzieren. Nach einer sechswöchigen laktosearmen Diät bessern sich die Beschwerden bei vielen Reizdarmpatienten entscheidend.

Tag für Tag konsumieren wir bis zu fünfzig Gramm Milchzucker, ohne es zu wissen. Für gesunde Menschen ist das kein Problem, für RDS-Betroffene kann es jedoch fatale Folgen haben, denn schon kleine Mengen davon reichen aus, um massive Beschwerden, wie zum Beispiel Durchfall, zu entwickeln. In welchen Nahrungsmitteln Milchzucker enthalten ist, erfahren Sie im zweiten Teil dieses Buchs (ab Seite 47).

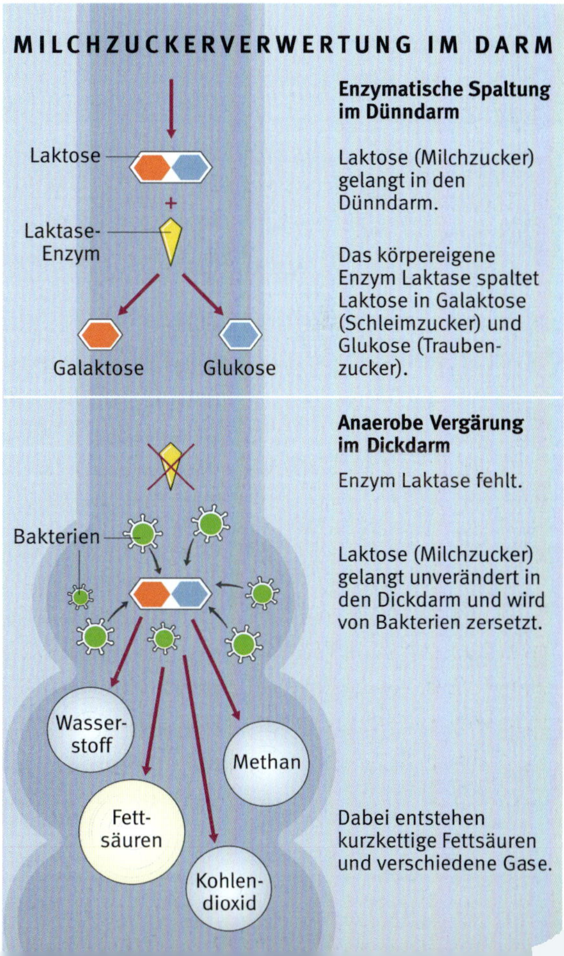

WICHTIG

Vertragen Sie frucht- oder milchzuckerhaltige Lebensmittel nicht, ist dies kein Grund zur Besorgnis. Denn Nahrungsmittelunverträglichkeiten sind nicht zu verwechseln mit Nahrungsmittelallergien. Sie müssen also auf kein Nahrungsmittel völlig verzichten. Das Ausmaß Ihrer Beschwerden hängt von der Menge des aufgenommenen Kohlenhydrats ab.

Fruktoseunverträglichkeit auf dem Vormarsch

Durch die auf Kalorienreduktion und -verzicht ausgerichtete moderne Nahrung gewinnt die Fruchtzuckerunverträglichkeit immer mehr an Bedeutung. Fruchtzucker besitzt im Gegensatz zu herkömmlichem Haushaltszucker eine stärkere Süßkraft. Deshalb kann man ihn geringer dosieren und gleichzeitig Kalorien sparen. Außerdem kann Fruchtzucker im Gegensatz zu Kristallzucker ohne die Hilfe des Hormons Insulin in die Körperzellen aufgenommen werden und hat keinen Einfluss auf den Blutzuckerspiegel. Deshalb wird Fruchtzucker gerne in diätetischen Nahrungsmitteln eingesetzt. Auch die Verarbeitung von Fruchtzucker in künstlich hergestellten Süßstoffen hat zu einer enormen Steigerung der täglich verzehrten Durchschnittsmenge geführt. Insgesamt hat sich der Fruchtzuckerkonsum in den letzten Jahrzehnten fast unbemerkt um ein Vielfaches erhöht.

Nicht zuletzt liegt es auch an der ständigen Verfügbarkeit teils exotischer Obst- und Gemüsesorten, dass wir immer mehr Fruchtzucker zu uns nehmen. Wer von uns hat nicht stets Orangen-, Apfel- oder Multivitaminsaft vorrätig? Auch Honig, Marmelade und verschiedene Obstsorten enthalten reichlich Fruchtzucker (siehe Seite 50).

Was Fruchtzucker im Darm bewirkt

Wie viel Fruchtzucker man verdauen kann, ist von Mensch zu Mensch verschieden. Es hängt in erster Linie davon ab, wie viele Transportproteine im Dünndarm zur Verfügung stehen. Wird diese Grenze durch den – meist unbewussten – Konsum von Fruchtzucker überschritten, kommt es wie bei der Milchzuckerunverträglichkeit zu Beschwerden, die sich durch die üblichen Diagnoseverfahren nicht nachweisen lassen. Studien haben jedoch gezeigt, dass der regelmäßige Konsum von Honig oder Fruchtsäften sowohl bei Kindern als auch bei Erwachsenen eine abführende Wirkung hat. Fruchtzuckerunverträglichkeit wird vor allem bei Menschen beobachtet, die häufig oder regelmäßig Verdauungsprobleme haben. Hierzu zählen wie auch bei der Milchzuckerunverträglichkeit in erster Linie Reizdarmpatienten.

Keine Toleranz für Histamin

Bei der Histamin-Intoleranz handelt es sich wie bei der Laktose-Intoleranz um einen Enzymdefekt, der für eine Reihe von Verdauungsstörungen verantwortlich sein kann. Allerdings spricht man bei dieser Nahrungsmittelunverträglichkeit nicht von einer Kohlenhydrat-Malabsorption, sondern eher von einer Pseudoallergie. In Zusammenhang mit der Histamin-Intoleranz treten nämlich auch allergieähnliche Beschwerden auf, welche die unterschiedlichsten Organsysteme betreffen können. So kann es neben Magen-Darm-Beschwerden wie Durchfall und Bauchkrämpfen auch zu asthmatischen Beschwerden, Migräne, niedrigem Blutdruck, Hautausschlag, Herzrhythmusstörungen oder Menstruationsbeschwerden kommen. Die Beschwerden entstehen, sobald der Organismus mit mehr Histamin belastet wird, als er abbauen kann. Achten Sie darauf, ob diese Symptome bei Ihnen nach dem Genuss von histaminreichen Lebensmitteln (siehe auch Seite 52) wie Schokolade, lange gereiftem Käse, Sauerkraut oder Rotwein auftreten.

Histamin ist ein Gewebshormon und Botenstoff, der in den Mast- und Nervenzellen gespeichert wird. Dieses »biogene Amin« spielt eine zentrale Rolle bei der Magensäureproduktion, bei der Steuerung des Schlaf-Wach-Rhythmus, bei der Appetitkontrolle, aber auch bei allergischen Reaktionen. Besonders viel Histamin befindet sich in der Haut, in Schleimhäuten sowie in der glatten Muskulatur des Verdauungskanals. Dies erklärt, warum bei einer Intoleranz in erster Linie der Verdauungstrakt, aber auch Lunge und Nasenschleimhaut sowie Gesichtshaut und Dekolleté betroffen sind.

Der in den Nahrungsmitteln natürlich vorkommende Botenstoff Histamin wird normalerweise durch das Enzym Diaminoxidase (DAO) bereits im Dünndarm abgebaut. Dadurch wird sichergestellt, dass Histamin den Organismus nicht belastet. Dieser Mechanismus ist bei Menschen mit Histamin-Intoleranz jedoch gestört, da nicht genügend DAO-Enzyme vom Körper zur Verfügung gestellt werden. So kommt es, dass größere Mengen an Histamin während der Darmpassage in die Blutbahn gelangen und Störungen an einigen Organsystemen hervorrufen.

VORTEIL FÜR SCHWANGERE

Frauen klagen häufiger über histaminbedingte Beschwerden als Männer. Der Grund dafür: Männer haben mehr histaminabbauende Diaminoxidase (DAO) im Dünndarm als Frauen. Während einer Schwangerschaft sind Frauen mit Histamin-Intoleranz jedoch beschwerdefrei, da die Plazenta massiv DAO produziert.

GESCHMACKLOS
Histamin kann man weder riechen noch schmecken. Und durch Kochen oder Braten lässt sich sein Gehalt in Lebensmitteln nicht verringern.

Zwar gibt es auch einen Mechanismus, der das bereits im Organismus befindliche überschüssige Histamin über die Leber abbaut. Allerdings können für den Betroffenen viele qualvolle Stunden vergehen, bis die Histaminkonzentration im gesamten Körper wieder ein normales Niveau erreicht hat.
An den Ursachen dieses DAO-Mangels wird noch geforscht. Sicher ist jedoch, dass Betroffene in verstärktem Maße unter einem Mangel an den Vitaminen B_6 und C leiden. Folgerichtig lassen sich die Beschwerden durch die Gabe dieser Vitalstoffe auch signifikant verringern.

Wie kommt es zu einer Histaminüberlastung?

Der Körper wird bei vielen Gelegenheiten mit einem Übermaß an Histamin konfrontiert. Meistens treten Beschwerden auf, nachdem man histaminreiche Speisen oder Getränke zu sich genommen hat. Eine Mahlzeit mit geräuchertem oder abgehangenem Schinken und Salami, reifem Käse, Hefebrot und Rotwein kann ebenso zu einer Überlastung des Organismus führen wie die Herabsetzung der DAO-Enzymaktivität durch Medikamente oder aufgrund eines Magen-Darm-Infekts.
Die beste Lösung, um eine Histamin-Intoleranz in den Griff zu bekommen, ist eine histaminarme und gesundheitsbewusste Ernährung. Doch manchmal genügt das nicht: Problematisch können auch Nahrungsmittel sein, die selbst wenig Histamin enthalten, aber das im Körper gebundene Histamin freisetzen oder den Organismus am Abbau von Histamin hindern. Hierzu zählen unter anderen Tomaten und Erdbeeren.
Auch Arzneimittel gehören im Falle einer Histamin-Intoleranz auf den Prüfstand, da einige von ihnen eine histaminfreisetzende Wirkung besitzen oder den Abbau von Histamin blockieren. Nicht zuletzt kann auch ein vorübergehender Magen-Darm-Infekt, eine chronische Darmkrankheit oder ein angeborener Enzymdefekt den Histaminspiegel stark beeinflussen.
Ob Sie von dieser Nahrungsmittelunverträglichkeit betroffen sind und bei welchen Speisen und Getränken Sie vorsichtig sein sollten, erfahren Sie im Praxisteil des Buchs.

Essen: Das Wie und Wo ist entscheidend

Wenn Sie nach einer Mahlzeit reizdarmspezifische Symptome beobachten, muss dies nicht unbedingt mit einer Unverträglichkeit der verzehrten Lebensmittel zusammenhängen. Denn auch sehr gesunde und allgemein gut verträgliche Nahrungsmittel können funktionelle Magen-Darm-Beschwerden auslösen. Dies ist besonders dann der Fall, wenn die Art und Weise ihrer Aufnahme den Verdauungsprozess erschwert: Vermeiden Sie deshalb hastiges Essen, und kauen Sie alle Speisen gründlich. Das Fass zum Überlaufen bringt häufig die Angewohnheit, dass man sich nicht genügend Zeit und Ruhe für die Nahrungsaufnahme gönnt: Häufig werden Mahlzeiten in einer hektischen Mittagspause, unterwegs oder im Stehen am Straßenrand eingenommen.

Auch die Temperatur einer Mahlzeit hat Einfluss auf ihre Bekömmlichkeit: So können etwa sehr kalte oder heiße Speisen die ohnehin schon problematische Verdauung behindern. Sind die Lebensmittel zudem noch stark gewürzt oder reichlich gesalzen, haben vor allem Magenbeschwerden ein leichtes Spiel.

Zudem können einige Lebensmittelgruppen den Darm zusätzlich belasten: Kohlgemüse zum Beispiel bläht ihn auf und kann über Tage hinweg Bauchschmerzen verursachen. Erbsen, Bohnen und Linsen bereiten ähnliche Probleme. Ebenso verstärken Zitrusfrüchte wegen ihres hohen Säuregehalts die Verdauungsbeschwerden. Fett ist das am schwersten verdauliche Nahrungsmittel. Da beim Abbau von Fetten im Darm zudem noch stark abführendes Glyzerin freigesetzt wird, tragen fettreiche Speisen in hohem Maße dazu bei, Durchfall zu entwickeln.

Gesund ist nicht für jeden gesund

Wir haben gelernt, dass die tägliche Ernährung möglichst ballaststoffreich sein sollte, da Ballaststoffe im Darm aufquellen und so für eine geregelte Verdauung sorgen. Doch bei funktionellen Störungen des Verdauungstrakts ist dieser Rat mit Vorsicht zu genießen. Zwar helfen Ballaststoffe gegen Verstopfung, indem sie den Stuhl regulieren und lockern, aber in größeren Mengen verursachen sie aufgrund der vermehrten Gasbildung Blähungen und

ERNÄHRUNGSRAT

Möchten Sie Ihre Ernährung umstellen, leiden aber zusätzlich noch unter einer anderen Krankheit, wie beispielsweise Diabetes oder einer Kreuzallergie? Dann lohnt sich die Hilfe eines Ernährungsberaters. Verlassen Sie sich auf Ökotrophologen oder Ernährungsberater, welche die von den Krankenkassen geforderte Qualifikation nachweisen können.

verstärken durchfallartige Störungen. Wenn Sie mehr Ballaststoffe aufnehmen wollen, sollten Sie die Menge in Ihrem Speiseplan nur ganz allmählich, in der Regel über viele Wochen hinweg steigern.
Wie Sie sehen, ist nicht jeder gut gemeinte Ernährungsratschlag, so vernünftig er im ersten Moment auch erscheinen mag, zur Behandlung von funktionellen Magen-Darm-Beschwerden geeignet. Belastende Lebensmittel und ungesundes Essverhalten kommen als Hauptauslöser eines Reizdarms nicht infrage, können aber die ohnehin schon vorhandene Veranlagung, Symptome zu entwickeln, aufrechterhalten oder verstärken.

Alkohol, Koffein, Nikotin – Genuss in Maßen

Der gelegentliche und kontrollierte Konsum von Genussmitteln, wie Alkohol, Koffein und Nikotin, stellt für den Organismus im Normalfall kein Risiko dar. Erst wenn diese Stoffe regelmäßig und/oder in größeren Mengen in den Körper gelangen, kann es zu einer gefährlichen Abhängigkeit mit gesundheitlichen, psychischen oder sozialen Folgeschäden kommen.
Wenn Sie unter einem Reizdarm leiden, sind Sie im Zusammenhang mit den erwähnten Genussmitteln jedoch einem sehr viel höheren Risiko ausgesetzt als gesunde Personen. Alkohol, Koffein und Nikotin lösen Mechanismen im Körper aus, welche die Symptome funktioneller Störungen zusätzlich verstärken.

Was Alkohol im Darm bewirkt

Das größte Suchtpotenzial unter den »weichen« Drogen hat Alkohol. In Deutschland sind 1,3 Millionen Menschen alkoholabhängig und zwei Millionen von Alkoholmissbrauch betroffen. Funktionelle Magen-Darm-Beschwerden werden bei Alkoholkranken in vielen Fällen nicht berücksichtigt. Schätzungen zufolge leidet jedoch fast die Hälfte von ihnen unter diesen Beschwerden. Aber auch bei nichtalkoholabhängigen Reizdarm-Patienten wird der Einfluss berauschender Getränke auf die Symptomatik stark unterschätzt. Besonders hochprozentige Spirituosen reizen die Magen- und Darmschleimhäute. Zudem wird die Darmflora erheblich beeinträchtigt, was zur Verstärkung der bereits vorhandenen Symptome führt.

WICHTIG

Haben Sie Grund zu der Annahme, dass der Alkohol Sie im Griff hat, sollten Sie unbedingt Hilfe in Anspruch nehmen. Die Anonymen Alkoholiker stehen beispielsweise mit Rat und Tat zur Verfügung (www.anonyme-alkoholiker.de).

Kaffee und Tee – anregend für Kopf und Verdauung

Koffein genießt neben Nikotin unter den Genussmitteln die größte gesellschaftliche Akzeptanz. Doch bereits der tägliche Genuss von zwei bis drei Tassen Kaffee kann zu einer – wenn auch nur milden – körperlichen Abhängigkeit führen.

Wer unter einem Reizdarm leidet, sollte unbedingt seinen Kaffeekonsum überprüfen. Koffein reizt die Magen- und Darmschleimhäute und regt sie so zu vermehrter Magensäureproduktion an. Bei gesunden Menschen ist dieser Effekt eine angenehme Verdauungshilfe, doch bei Reizmagenpatienten werden dadurch Sodbrennen und Aufstoßen begünstigt. Größere Mengen Koffein können sogar die Darmmuskelfasern stimulieren. So ist es möglich, dass es neben der erwähnten Darmschleimhautreizung zu verstärkten Darmbewegungen sowie zu Durchfall oder durchfallartigen Beschwerden kommt.

Übrigens: Auch schwarzer Tee, grüner Tee, Kombuchatee, Matetee, Colagetränke und Energy Drinks enthalten Koffein. Das Koffein im Tee bezeichnete man früher als Tein. Heute weiß man aber, dass die chemischen Substanzen fast identisch sind. Der einzige Unterschied ist, dass das Koffein im Tee mit Gerbstoffen verbunden ist. Aus diesem Grund wird es beim Trinken nicht sofort freigesetzt, sondern entfaltet sich allmählich, ist damit sanfter und seine anregende Wirkung hält länger an.

Nikotin verwirrt die Sinne

Auch Nikotin kann die Symptomatik funktioneller Störungen beeinflussen. Normalerweise wird die Verdauungstätigkeit des Magens schon vor dem Verzehr einer Mahlzeit über Nervenreize vorbereitet. Da aber durch regelmäßiges Rauchen Geruchs- und Geschmackssinn reduziert werden, verändert der blaue Dunst auf diesem Wege die Magenaktivität. Das kann sich auf die Reizdarm-Symptomatik sehr nachteilig auswirken. Unter Nikotineinfluss ist der Appetit gehemmt, bei geringstem Nikotinmangel hingegen gesteigert. Raucher essen dadurch oft am natürlichen Bedarf vorbei. Ferner kann die Magensäureproduktion und damit die Verdauungstätigkeit über das benötigte Maß hinaus verstärkt werden.

TIPP

Nie wieder rauchen? Falls Sie es allein nicht schaffen, fragen Sie doch mal bei Ihrer Krankenkasse nach einem Entwöhnungskurs in Ihrer Nähe. Viele Kassen übernehmen die Kursgebühren oder beteiligen sich zumindest daran.

GAR NICHT HARMLOS
Medikamentenabhängigkeit rangiert nach Alkoholismus an zweiter Stelle der Suchtkrankheiten. Frauen und ältere Menschen sind besonders davon betroffen. Am häufigsten ist die Sucht nach Schlaf-, Beruhigungs- und Schmerzmitteln.

Medikamente: Wirkung und Nebenwirkung

Fast jeder Mensch nimmt hin und wieder Medikamente ein, um im Krankheitsfall einen Genesungsprozess einzuleiten oder ihn zu unterstützen. Chronisch kranke Menschen sind zudem meist auf eine langfristige Medikamenteneinnahme angewiesen. In vielen Fällen werden die Nebenwirkungen der scheinbar harmlosen Pillen oder Tabletten allerdings unterschätzt. Darüber hinaus verordnen Ärzte allzu oft Medikamente, die für den Genesungsprozess nicht unbedingt erforderlich sind, sondern eine Gefälligkeit gegenüber dem Patienten darstellen.

Dass der Gebrauch oder Missbrauch von Medikamenten bei der Erklärung funktioneller Magen-Darm-Störungen eine wichtige Rolle spielt, hat man erst in den letzten Jahren herausgefunden. Zahlreiche Arzneimittel enthalten nämlich Stoffe, die Durchfall oder Verstopfung auslösen können. Obwohl diese Nebenwirkungen im Beipackzettel erwähnt werden, schenkt man ihnen in der Regel kaum Beachtung. Werden solche Medikamente über längere Zeit eingenommen oder gar missbraucht, können sie Reizdarmsymptome erzeugen. Hinzu kommt, dass viele Pillen oder Tabletten als Trägerstoff Milchzucker enthalten und flüssigen Heilmitteln aus Geschmacksgründen häufig der abführende Fruchtzucker zugesetzt wird.

Azetylsalizylsäure, die als Wirkstoff in Schmerzmitteln sehr bekannt ist, kann vor allem bei regelmäßiger Einnahme zu Schäden an der Magen- und Darmschleimhaut führen. Als Reizdarmpatient sollten Sie diese Mittel daher nur in Ausnahmefällen und niedrig dosiert einnehmen.

Antibiotika – Rundumschlag gegen die Darmflora

Antibiotika werden auch heute noch viel zu oft verordnet. Ihre Aufgabe ist es, krankheitserregende Mikroorganismen zu vernichten. Doch leider wird durch die Einnahme von Antibiotika das Zusammenleben der im Dickdarm angesiedelten nützlichen Bakterien – in ihrer Gesamtheit als Darmflora bezeichnet – empfindlich gestört. Einige Bakterien werden durch diese Medikamente zerstört, andere in ihrem Wachstum behindert, während

wieder andere den Darm regelrecht überwuchern. Die Folge davon ist, dass die Verdauung vollkommen beeinträchtigt ist und die Patienten Bauchschmerzen, Durchfälle, im Extremfall sogar schwere Dickdarmentzündungen bekommen.
Die Beeinträchtigungen der Darmflora können sogar noch Wochen nach der Einnahme von Antibiotika bestehen – darin liegt die besondere Gefahr dieser Behandlung. Die bakterielle Neubesiedelung erfordert nämlich im Gegensatz zu ihrer Zerstörung sehr viel Zeit und setzt eine verantwortungsbewusste Ernährung voraus. Leider werden die Patienten in den seltensten Fällen über derartige Zusammenhänge und die entsprechenden Maßnahmen aufgeklärt. Stattdessen finden sie sich Monate später wieder in der Arztpraxis ein – diesmal allerdings mit chronischen Verdauungsproblemen, für die sie keine Erklärung haben.

Nahrungsmittelallergien früh erkennen

Auch Nahrungsmittelallergien, die sich ausschließlich auf den Magen-Darm-Trakt beziehen, spielen im Zusammenhang mit dem Reizdarm eine Rolle. Wird eine derartige Nahrungsmittelallergie nicht erkannt und wird das unverträgliche Nahrungsmittel regelmäßig konsumiert, ist die Wahrscheinlichkeit, ein Reizdarmsyndrom zu entwickeln, sehr hoch. Da der Anteil nicht erkannter Nahrungsmittelallergien bei Reizdarmpatienten vermutlich deutlich höher liegt als in der restlichen Bevölkerung, empfiehlt sich – insbesondere bei hartnäckigen Beschwerden – eine gründliche allergologische Untersuchung. Die Diagnose stützt sich dabei auf die Krankheitsvorgeschichte (Anamnese), Hauttests, Bluttests, Suchdiäten und Provokationstests (siehe Seite 46) zur Ermittlung von Nahrungsmittelallergenen.
Suchdiäten und Provokationstests sind, obgleich sie länger dauern und aufwendiger sind, die zuverlässigsten diagnostischen Mittel zum Nachweis von Nahrungsmittelallergien. Hauttests können hilfreich sein, erlauben aber leider nur in den seltensten Fällen eine klare Aussage über das Vorliegen einer Lebensmittelallergie. Allein der positive Provokationstest ist in diesem Fall beweisend. Auch die Krankheitsvorgeschichte und Bluttests lassen

ALLERGIE-ZWILLINGE

Liegt eine Kreuzallergie vor, so verstärken sich zwei Allergien gegenseitig. Wer auf einen bestimmten Stoff allergisch ist, kann auf einen ähnlich beschaffenen Stoff genauso reagieren. Beide Allergiereaktionen addieren sich dann. Sind Sie zum Beispiel auf Birkenpollen allergisch, kann es passieren, dass Sie während der Birkenblüte plötzlich auch auf Äpfel allergisch reagieren, obwohl Sie sie das restliche Jahr über gut vertragen.

TIPP
Wenn Sie auf ein bestimmtes Nahrungsmittel allergisch reagieren, sollten Sie möglichst Fertigprodukte mit ihren unübersichtlichen Inhaltsstoffen meiden und auf naturbelassene Lebensmittel aus ökologischem Anbau zurückgreifen.

in der Regel keine konkreten Angaben über den Krankheitsauslöser zu. Teure und aufwendige diagnostische Verfahren sollten in jedem Fall erst dann erfolgen, wenn Unverträglichkeiten gegenüber Laktose, Fruktose und Histamin durch eine Eliminationsdiät (Ausschlussdiät) auch zweifelsfrei überprüft wurden (siehe Seite 45). Leider sieht die Praxis oft noch anders aus: Zunächst wird das teure diagnostische Repertoire absolviert und anschließend – wenn überhaupt – zu einer Eliminationsdiät geraten.

Die Therapie einer Nahrungsmittelallergie besteht in erster Linie darin, das allergieauslösende Nahrungsmittel zu meiden. Im Gegensatz zu den Unverträglichkeiten von Nahrungsmitteln ist es für eine erfolgreiche Behandlung allergischer Beschwerden wichtig, auf die betroffenen Lebensmittel, beispielsweise auf Nüsse, völlig zu verzichten, da schon kleinste Mengen der verursachenden Substanz Verdauungsprobleme hervorrufen können.

Falls die Beschwerden trotz einer strengen Diät nicht vollständig unterdrückt werden können, stehen Medikamente zur Verfügung, die allergische Reaktionen auf Nahrungsmittel in Magen und Darm zumindest abschwächen können.

Allergietests ohne Aussage

Neuerdings bewerben einige Anbieter sogenannte Immunglobulin-G-Tests (IgG-Antikörpertests) als Mittel zur Aufdeckung unerkannter Nahrungsmittelallergien und Unverträglichkeiten. Immunglobuline sind Proteine, die im Körper als Reaktion auf bestimmte Stoffe (Antigene) gebildet werden. Sie unterscheiden sich in Aufbau und Funktion und werden deshalb in fünf Klassen eingeteilt, unter anderen in G und E. Rund 80 Prozent der Immunglobuline gehören zum Typ G.

Bei einem IgG-Antikörpertest wird dem Patienten versprochen, dass anhand eines Tropfens Blut Hunderte von Allergien ausgetestet und im Anschluss daran ein passender Ernährungsplan erstellt werden könnte. Tatsächlich sagt das Testergebnis nichts über die für eine Person relevanten Allergieauslöser aus, sondern spiegelt nur die gesunde Auseinandersetzung des Immunsystems mit Umweltallergenen wider. Die Kosten für diese Tests sind hoch und

werden aus gutem Grund von den Krankenkassen nicht übernommen. Einige Hersteller beteiligen Ärzte sogar am Gewinn, wenn diese IgG-Tests bei ihren Patienten durchführen.
Viel aussagekräftiger sind dagegen IgE-Tests. Hier wird das Blut gezielt auf einzelne Antigene untersucht. Das Ergebnis in Kombination mit den beobachteten Symptomen gibt eindeutig Aufschluss darüber, ob der Patient beispielsweise auf Äpfel oder Erdnüsse allergisch ist.

Darminfektion mit Folgen

Infektionen des Verdauungstrakts können funktionelle Störungen auslösen. Zu diesem Ergebnis kamen verschiedene experimentelle Untersuchungen, bei denen der Einfluss von akuten Darminfektionen auf die Entstehung eines Reizdarmsyndroms langfristig untersucht wurde.
So verglich man zum Beispiel in einer großen Studie die Daten von dreihundert Patienten, die unter einer Darminfektion litten, mit den Daten von über einer halben Million Menschen, die nicht daran erkrankt waren. Ausgelöst wurden die Infektionen durch Salmonellen oder Bakterien (Campylobakter und andere). Ein halbes Jahr nachdem die Darminfektionen abgeklungen waren, konnte bei vier Prozent der Infektionspatienten ein Reizdarmsyndrom festgestellt werden. Der Anteil in der Kontrollgruppe gesunder Personen lag dagegen lediglich bei 0,3 Prozent und damit deutlich niedriger.
Warum es nicht bei allen Patienten, die an einer Darminfektion durch Salmonellen oder Bakterien erkrankt waren, zur Entwicklung eines Reizdarmsyndroms kam, ist noch nicht geklärt. Die Studie zeigt jedoch ganz klar, dass das Risiko, eine funktionelle Magen-Darm-Störung zu entwickeln, nach einer Darminfektion wesentlich erhöht ist. Und zwar umso mehr, je länger der Betroffene an Durchfall gelitten hat.

GU-ERFOLGSTIPP

ACHTSAMKEIT AUF REISEN

»Boil it, cook it, peel it, or forget it« (Koch es, brat es, schäl es oder vergiss es) – dieses Motto gilt besonders auf Reisen in tropische und subtropische Länder, wo die Infektionsgefahr für den Darm sehr hoch ist. Verzichten Sie konsequent auf den Genuss von Leitungswasser oder Eiswürfeln in Getränken. Meiden Sie außerdem rohes Gemüse, Salate, nicht schälbares Obst sowie nicht durchgegartes Fleisch.

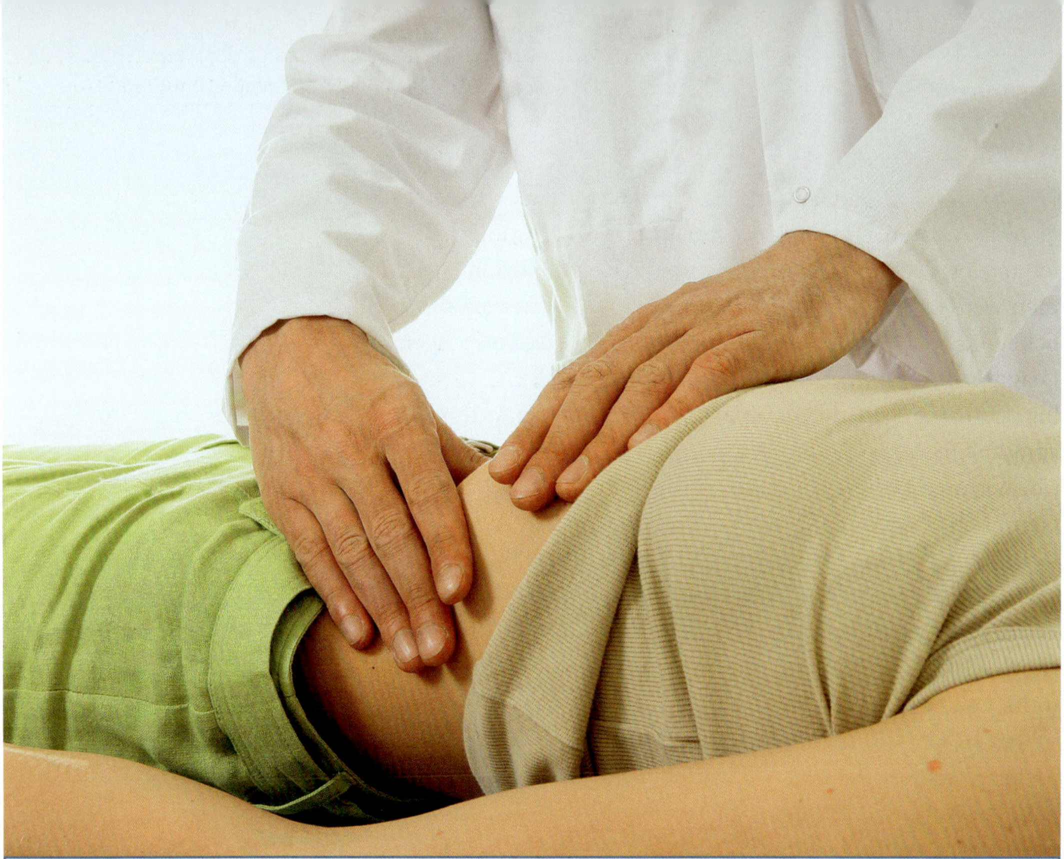

Wie wird ein Reizdarm festgestellt und behandelt?

Alle funktionellen Störungen haben bedauerlicherweise eines gemeinsam: Sie lassen sich mithilfe klinischer Untersuchungsmethoden kaum oder gar nicht nachweisen. Um sie dennoch zu ermitteln, bedient man sich der sogenannten Ausschlussdiagnose. Dabei wird der Patient auf andere Krankheitsbilder hin untersucht, die eine ähnliche Symptomatik wie das Reizdarmsyndrom verursachen können. Nur wenn alle Untersuchungen und Befunde unauffällig sind und im Normalbereich liegen, darf ein Reizdarm diagnostiziert werden. Dass aufgrund der zahlreichen, unüberschaubaren Krankheitsauslöser immer ein minimaler Zweifel an der Diagnose Reizdarm verbleibt, muss dabei hingenommen werden. Schließlich ist es aus medizinischen und wirtschaftlichen Gründen weder möglich noch sinnvoll, alle Patienten einer Diagnostik zu unterziehen, die nicht enden will. So wenig ergiebig Erstuntersuchungen beim Vorliegen einer funktionellen Störung auch sind, für die positive Diagnose eines Reizdarms sind sie aber unerlässlich. Darüber hinaus geben sie dem Patienten das Gefühl, dass seine Beschwerden ernst genommen werden.

Die ersten Untersuchungen

Bei der Erstuntersuchung stehen dem Arzt zahlreiche Verfahren zur Verfügung, über deren Einsatz er von Fall zu Fall entscheiden muss, um die wichtigsten organischen Erkrankungen auszuschließen. Zu den basisdiagnostischen Methoden, denen jeder Reizdarmpatient unterzogen werden sollte, gehören neben der gründlichen Befragung (Anamnese) die körperliche Untersuchung, verschiedene Laboruntersuchungen und, wenn nötig, spezielle apparative Untersuchungen.

Die körperliche Untersuchung

Die körperliche Untersuchung schließt unter anderem das Abtasten der Bauchregion und die Ultraschalluntersuchung des Bauches (Sonographie) ein. Erst wenn die Therapieversuche erfolglos bleiben und aufgrund der Schwere der Symptome der Verdacht auf eine organische Erkrankung besteht, kommen weiterführende Verfahren, wie zum Beispiel die Spiegelung von Magen oder Darm (Endoskopie), in Betracht.

Die Laboruntersuchung von Stuhl und Blut

Mittels einer Blutprobe werden im Labor Blutwerte ermittelt, aus denen der Arzt weitere Hinweise erhält. So kann er etwa feststellen, ob eine Blutarmut (Anämie) oder eine entzündliche Störung vorliegt. Um Wurmerkrankungen oder einen Parasitenbefall auszuschließen, kommen ferner Stuhluntersuchungen infrage.

WICHTIG

Von den Symptomen einer funktionellen Störung abzugrenzen sind die sogenannten Befindlichkeitsstörungen. Darunter versteht man gelegentliche Magen-Darm-Beschwerden, die situativ oder unter besonderer Belastung auftreten, rasch wieder verschwinden, auf das Vermeiden von auslösenden Faktoren gut ansprechen und die Lebensqualität der Patienten auf Dauer nicht beeinträchtigen.

TIPP

Auf der Suche nach den krankheitsauslösenden Faktoren hat sich ein Symptomtagebuch (siehe beiliegender GU-Folder), das über eine oder mehrere Wochen geführt wird, als hilfreich erwiesen. Damit können Sie verborgene Zusammenhänge zwischen Ernährung und seelischem Befinden aufdecken sowie Art, Dauer und Intensität Ihrer Beschwerden gezielt erfassen.

Da auch in der Labordiagnostik unzählige, vom Einzelfall abhängige Untersuchungsmethoden zur Verfügung stehen, soll an dieser Stelle nicht näher auf sie eingegangen werden. In der Regel können Sie darauf vertrauen, dass der behandelnde Arzt seiner Sorgfaltspflicht nachkommt und wie sein Patient nur ein Ziel hat: die Ursache der Beschwerden zu ermitteln und eine geeignete Therapie einzuleiten.

Der Ausschluss von weiteren Krankheiten

Die Verfahren, mit deren Hilfe andere mögliche Erkrankungen mit ähnlicher Symptomatik untersucht werden können, bezeichnet man in der Medizin als spezielle Differenzialdiagnostik. Inwieweit dies im Einzelfall vorangetrieben wird, ist individuell verschieden. Alarmsymptome wie Gewichtsabnahme, Kräfteverfall oder Blutverlust sollten durch die spezielle Differenzialdiagnostik abgeklärt werden, da sie mit einem Reizdarm nicht zu vereinbaren sind. Besondere Bedeutung kommt hier den chronisch entzündlichen Darmerkrankungen und den Tumoren zu.
An dieser Stelle muss noch einmal betont werden, dass die Diagnose eines Reizdarmsyndroms niemals einer eingehenden ärztlichen Untersuchung vorauseilen darf. Kommen Sie aufgrund einer Übereinstimmung der Symptomatik mit Ihren Beschwerden zu dem Schluss, dass eine funktionelle Störung vorliegen könnte, dann suchen Sie bitte – falls noch nicht geschehen – zur Abklärung einen Arzt auf und berichten Sie ihm von Ihrem Verdacht. Erklären Sie ihm möglichst sachlich, aufgrund welcher vorliegenden Beschwerden Sie annehmen, dass es sich um ein Reizdarmsyndrom handeln könnte. Beachten Sie aber bitte: Nur ein Mediziner kann nach sorgfältiger Analyse sämtlicher Befunde die Diagnose »RDS« stellen.

Genesung individuell geplant

Das Reizdarmsyndrom aus medizinischer Sicht zu verstehen ist der Schlüssel zu einer erfolgreichen Behandlung. Mit den Informationen aus diesem Kapitel besitzen Sie bereits die besten Voraussetzungen, um einen nachhaltigen Genesungsprozess in die

Wege zu leiten. Doch theoretisches Wissen allein genügt nicht. Um eine funktionelle Magen-Darm-Störung wirksam zu behandeln, benötigen Sie praktische Ratschläge hinsichtlich der Vorgehensweise – und um diesen wichtigen Teil geht es in unserem bewährten Vier-Säulen-Therapieprogramm.

Das Vier-Säulen-Programm

Die Behandlung eines Reizdarmsyndroms stützt sich neben der Ausschlussdiagnose auf vier Säulen, die im folgenden Praxisteil vorgestellt werden. Sie beruhen auf diätetischen, medikamentösen und psychotherapeutischen Maßnahmen sowie auf Maßnahmen, die dem körperlichen und geistigen Wohlbefinden dienen.

Ziel der Behandlung sind die langfristige Beseitigung Ihrer Beschwerden und die damit verbundene Verbesserung Ihrer Lebensqualität. Oder anders ausgedrückt: Beeinträchtigungen durch einen Reizmagen oder einen Reizdarm sollten in Ihrem Leben – wenn überhaupt – nur noch eine untergeordnete Rolle spielen und von Ihnen höchstens als gelegentlich auftretende und harmlose Funktionsstörung akzeptiert werden.

Funktionelle Störungen weisen, wie Sie wissen, viele Krankheitserscheinungen auf. Sie können mit sehr vielen Symptomen einhergehen oder mit nur wenigen, dafür aber sehr stark empfundenen. Hinzu kommt die große Anzahl möglicher Auslöser, die für die Beeinträchtigungen verantwortlich sein können und deren Beseitigung wiederum individuelle therapeutische Schritte erfordert. Da sich hieraus unzählige Kombinationsmöglichkeiten ergeben, muss man davon ausgehen, dass es keine zwei Menschen auf der Welt gibt, bei denen das Beschwerdebild absolut identisch ist. Aus diesem Grund wäre es verantwortungslos, ausschließlich eine Behandlungsmethode mit vorgeschriebenen Verhaltensrichtlinien und festgelegten Ernährungseinschränkungen vorzugeben. Vielmehr müssen Sie für sich persönlich herausfinden, wo die Schwerpunkte Ihrer Symptomatik liegen und welche Krankheitsauslöser dafür verantwortlich sind. Auch liegt es an Ihnen selbst, durch geeignete Maßnahmen im Kampf gegen Ihre lästigen Beschwerden eine Wende einzuleiten.

TIPP

Informieren Sie Ihre Familie und gute Freunde über Ihr Leiden. Erzählen Sie von Ihren Beschwerden und machen Sie ihnen verständlich, in welch misslicher Situation Sie sich manchmal befinden. Mit dieser Offenheit stoßen Sie sicher auf Verständnis und können mit Unterstützung rechnen.

Test: Habe ich einen Reizdarm?

Anhand dieses Fragebogens können Sie feststellen, ob Sie unter einem Reizdarm leiden. Beachten Sie bitte, dass der Test keinesfalls den Besuch beim Arzt ersetzt, sondern ausschließlich der persönlichen Selbstkontrolle dient.

	Haben Sie während der letzten drei Monate ständig oder wiederholt unter einem oder mehreren der folgenden Symptome gelitten?	Ja	Nein
Magen	> Völlegefühl nach den Mahlzeiten	☐	☐
	> Übelkeit	☐	☐
	> Erbrechen oder Brechreiz	☐	☐
	> Aufstoßen	☐	☐
	> Unverträglichkeit von bestimmten Nahrungsmitteln	☐	☐
	> Kloßgefühl in der Kehle	☐	☐
	> Sodbrennen mit Veränderung nach den Mahlzeiten	☐	☐
	> Druckgefühl in Brustkorb oder Magen	☐	☐
	> erschwertes Schlucken von festen oder flüssigen Speisen	☐	☐
Darm	> Bauchschmerzen	☐	☐
	> Durchfall oder durchfallartige Störungen	☐	☐
	> Verstopfung	☐	☐
	> Durchfall und Verstopfung im Wechsel	☐	☐
	> Änderung der Stuhlbeschaffenheit	☐	☐
	> Änderung der Stuhlhäufigkeit	☐	☐
	> Gefühl eines aufgetriebenen Leibes	☐	☐
	> Darmgeräusche	☐	☐
	> Blähungen	☐	☐
	> heftiger Stuhldrang	☐	☐
	> Schleimabgang mit dem Stuhl	☐	☐
	> unkontrollierter Stuhlabgang	☐	☐
	> breiiger, wässriger oder harter Stuhl	☐	☐
	> Stuhlgang nur unter großen Anstrengungen möglich	☐	☐
	> Gefühl der unvollständigen Stuhlentleerung	☐	☐
	> Erleichterung der Beschwerden nach der Stuhlentleerung	☐	☐

Sollten Sie drei oder mehr der vorhergehenden Fragen mit »Ja« beantwortet haben, so leiden Sie vermutlich unter einem Reizdarm. Voraussetzung für diese Annahme ist, dass eine organische Erkrankung als Ursache ausgeschlossen wurde.

Die folgenden Fragen zielen auf die typischen Auslöser oder Folgen von funktionellen Verdauungsstörungen ab. Mit jeder Frage, die Sie mit »Ja« beantworten, erhöht sich die Wahrscheinlichkeit für das Vorliegen eines Reizdarms.

	Ja	Nein
> Liegen wegen Ihrer Beschwerden Einschränkungen im privaten, gesellschaftlichen oder beruflichen Bereich vor?	☐	☐
> Leiden Sie aufgrund Ihrer körperlichen Beeinträchtigungen unter seelischen Problemen?	☐	☐
> Vertragen Sie einige Lebensmittel schlecht oder gar nicht?	☐	☐
> Haben Sie während der letzten sechs Monate Antibiotika eingenommen?	☐	☐
> Nehmen Sie häufig Medikamente ein, die laut Beipackzettel zu Nebenwirkungen an den Verdauungsorganen führen können?	☐	☐
> Trinken Sie regelmäßig Alkohol oder rauchen Sie?	☐	☐
> Trinken Sie regelmäßig Kaffee oder schwarzen Tee?	☐	☐
> Sind Nahrungsmittelallergien bekannt?	☐	☐
> Hatten Sie in den letzten sechs Monaten vor Beginn der Beschwerden eine Darminfektion?	☐	☐
> Leiden Sie unter psychischen Problemen?	☐	☐
> Machen Sie sich häufig Sorgen?	☐	☐
> Leiden Sie unter Stress?	☐	☐

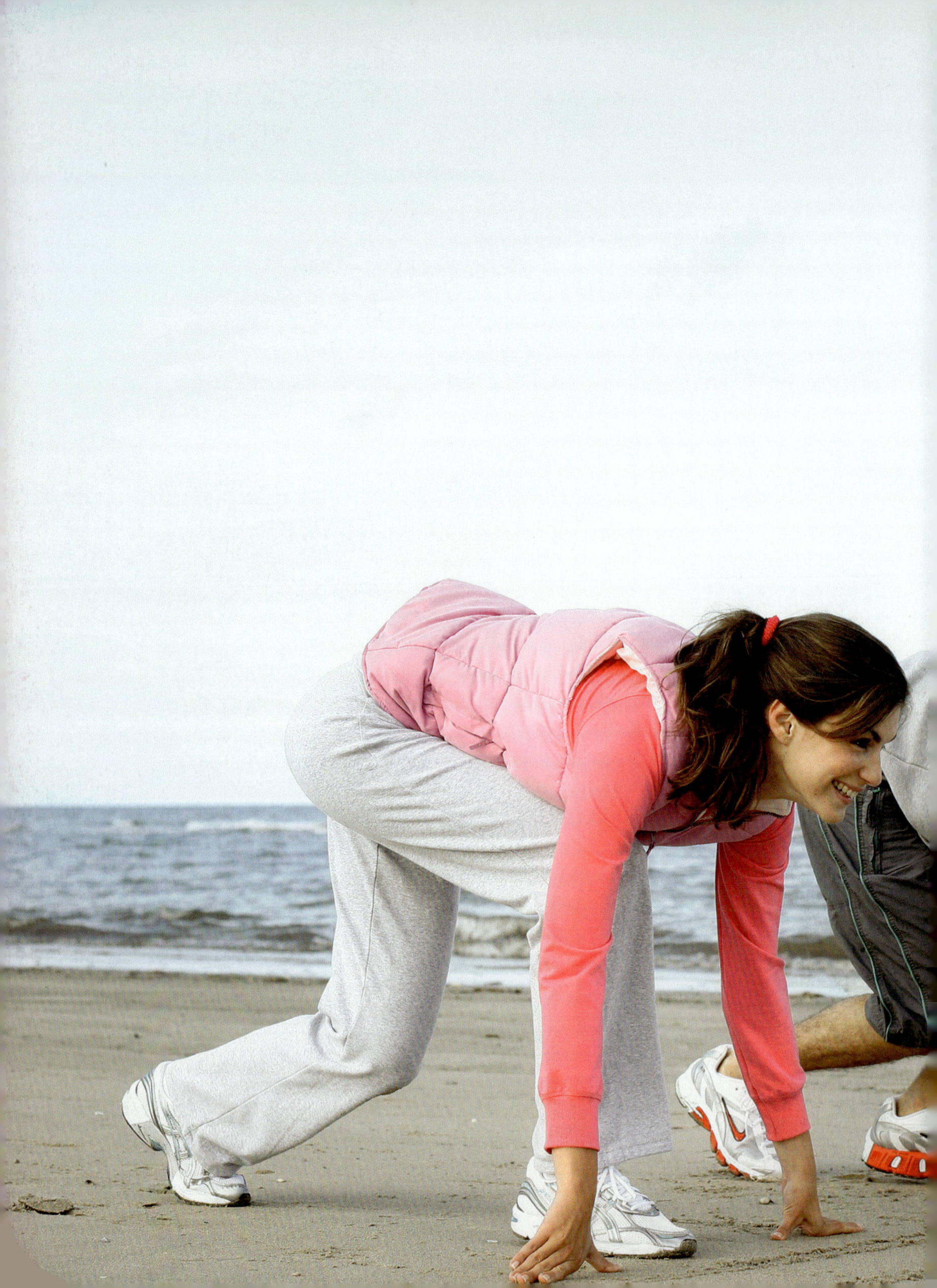

DAS VIER-SÄULEN-PROGRAMM

Mit dem Wohlfühlkonzept aus Ernährung, Medikamenten, Entspannung und Fitness haben Sie Ihr Reizdarmproblem bald im Griff und fühlen sich rundherum wohl.

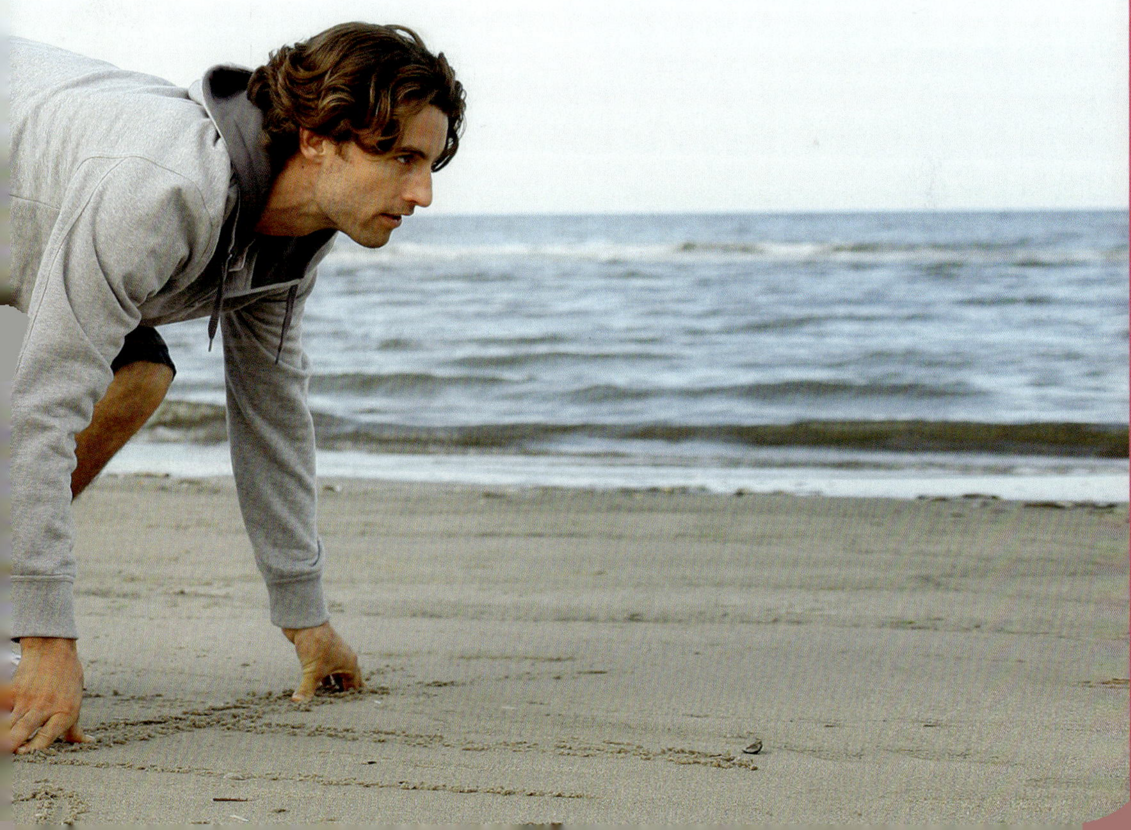

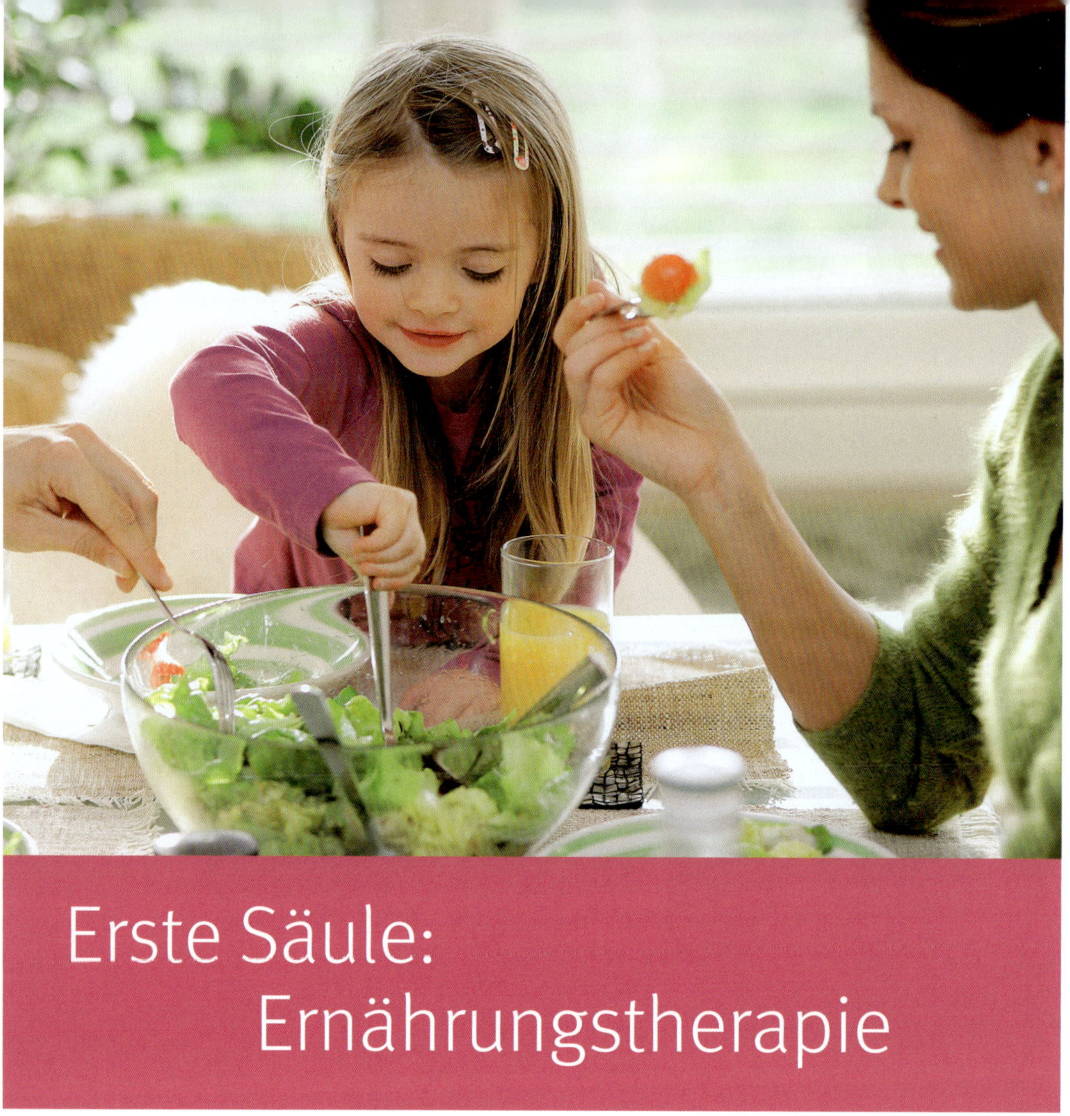

Erste Säule: Ernährungstherapie

Optimismus in der Reizdarmforschung: Neue Studien zeigen, dass durch Ernährungsumstellungen bereits bei jedem zweiten Betroffenen eine deutliche Verbesserung der Symptomatik erzielt werden kann. Sie haben also eine fünfzigprozentige Chance, dass sich Ihre Beschwerden allein durch das Austesten von potenziellen Nahrungsmittelunverträglichkeiten und deren Berücksichtigung in der täglichen Ernährung auf ein tolerierbares Maß reduzieren lassen. Doch selbst wenn dieser günstige Fall nicht eintritt,

werden Sie Ihre Lebensqualität mit Sicherheit schon dadurch steigern können, indem Sie die hier vorgestellten allgemeinen Ernährungsratschläge befolgen.
Für Ihren nächsten Therapieschritt bedeutet dies, nahrungsabhängige Beeinträchtigungen festzustellen und auszuschalten. Es gilt also herauszufinden, auf welche Nahrungsmittel Ihr Verdauungstrakt überempfindlich reagiert und ab welcher Menge die Symptome ausgelöst werden.

TIPP
Suchen Sie sich einen Verbündeten im Kampf gegen Ihre Reizdarmbeschwerden. Dies kann Ihr Partner, ein Arzt oder ein Ernährungsberater sein. Wer auch immer Ihnen zur Seite steht: Zu zweit kämpft es sich leichter!

So finden Sie die Auslöser

Um herauszufinden, ob Sie von einer Unverträglichkeit betroffen sind, sollten Sie im Rahmen einer Suchdiät zwei Wochen lang alle Lebensmittel meiden, die den Verdachtsstoff enthalten. Sie verzichten in dieser Zeit also konsequent auf alle milchzucker-, fruchtzucker- oder histaminhaltigen Nahrungsmittel.
Lassen die Beschwerden in dem Testzeitraum deutlich nach, so sollten Sie in der Folgezeit eine Ausschluss- oder Reizdarmdiät durchführen. Das heißt, Sie verbannen die auslösenden Nahrungsmittel sechs bis zwölf Wochen völlig von Ihrem Speiseplan. Rezepte für leckere Gerichte, bei denen Sie nichts vermissen werden, finden Sie ab Seite 97. Während dieser Zeit geben Sie Ihrem Körper Gelegenheit, sich von seiner übertriebenen Reizwahrnehmung – vor allem im Hinblick auf Verdauungsvorgänge und Schmerzen – zu entwöhnen. Darüber hinaus werden Sie ein positives Lebensgefühl wiederfinden, das Sie vermutlich schon lange vermisst haben.
Diese Desensibilisierung ist ein wichtiger Bestandteil Ihrer Therapie, und sie kann auch nur gelingen, wenn Sie es schaffen, die nahrungsbedingten Störungen in dem genannten Zeitraum zu unterbinden. Die Auszeit kommt übrigens auch Ihrer Darmschleimhaut zugute. Sie kann sich erholen, was sich günstig auf die Enzymaktivität im Darm und folglich auf die Verträglichkeit von Kohlenhydraten auswirkt.
Zusätzlich geben Sie in dieser Zeit Ihrer Darmflora Gelegenheit, sich grundlegend zu sanieren. Immerhin beherbergt die Darmflora über zwei Drittel aller Immunzellen, deren Aufgabe es ist, mögliche Krankheitserreger zu erkennen und abzuwehren.

WICHTIG
Das Wort »Diät« bedeutet nichts anderes als eine von der normalen Ernährung abweichende Krankenkost und ist nicht gleichzusetzen mit Kalorienreduktion, Gewichtsabnahme oder Verzicht.

Kohlenhydratunverträglichkeiten – fast immer im Spiel

Kohlenhydratunverträglichkeiten können bei Reizdarmpatienten zu unterschiedlich starken Verdauungsproblemen führen. Finden Sie heraus, ob Sie daran leiden beziehungsweise welchen Zuckerstoff Sie nicht vertragen.

Wenn Sie wissen, welche kohlenhydrathaltigen Nahrungsmittel Sie in welchen Mengen vertragen, haben Sie dieses Handicap in der täglichen Ernährung im Griff. Anders verhält es sich, wenn Sie von Ihrer Kohlenhydratunverträglichkeit nichts wissen. Dann können Alltagssituationen zur Hölle werden, und bis zur Entwicklung tief greifender funktioneller Störungen ist es dann nur noch eine Frage der Zeit.

Der Atem gibt Aufschluss

Kohlenhydratunverträglichkeiten lassen sich durch einen H_2-Atemtest (Wasserstoff-Atemtest) eindeutig nachweisen. Dieses Verfahren wird jedoch nur von wenigen Ärzten angeboten, da es aufwendige Analysegeräte voraussetzt.

Je nachdem, ob der Verdacht auf eine Milchzucker- oder Fruchtzuckerunverträglichkeit vorliegt, nimmt der Patient vor dem Test eine kritische Menge des entsprechenden Kohlenhydrats in Wasser aufgelöst zu sich (Provokation). Liegt eine Intoleranz vor, wird der Zucker im Darm nicht vollständig aufgespalten beziehungsweise aufgenommen. Er gelangt in tiefere Darmabschnitte, wo er von Bakterien zersetzt wird und als Nebenprodukte Gase entstehen. Diese Gase führen nicht nur zu einem Blähbauch, ein Teil davon, der Wasserstoff (H_2), wird über die Darmschleimhaut auch in den Blutkreislauf aufgenommen. Von dort gelangt er in die Lunge und wird abgeatmet. Zum Nachweis bläst der Patient – ähnlich wie bei einer Alkoholkontrolle – in ein Röhrchen, das mit einem Messinstrument verbunden ist. So lassen sich Rückschlüsse auf die Verwertung von Kohlenhydraten ziehen. Bei Überschreitung eines gewissen Grenzwerts gilt die Diagnose Intoleranz als gesichert. Liegt eine Unverträglichkeit vor, kann es auch während dieses Tests zu den üblichen Symptomen wie Blähbauch und Durchfall kommen.

TIPP

Eine Antibiotikatherapie kann zu einem Ungleichgewicht in der Darmflora und damit zu Durchfall, Blähungen und Völlegefühl führen. Nachweisen lässt sich das durch einen H_2-Atemtest mit Glukose. Bitten Sie Ihren Arzt darum, falls Sie in den letzten sechs Monaten Antibiotika genommen haben und die Beschwerden seither anhalten.

Augen auf bei Milchprodukten

Wer nach dem Verzehr von acht bis zehn Gramm Milchzucker Verdauungsbeschwerden, also Bauchgeräusche, Blähungen, Schmerzen oder Durchfall, verspürt, der leidet – nach offizieller Definition – unter einer Milchzuckerunverträglichkeit. Etwa zehn Gramm Milchzucker befinden sich in einem Glas Milch (0,2 Liter). Sollten Sie erst nach größeren Mengen Beschwerden bekommen, spricht man definitionsgemäß nicht mehr von einer Milchzuckerunverträglichkeit, doch der regelmäßige Verzehr von Milchzucker wird Ihre Reizdarmproblematik dennoch vorantreiben. Machen Sie einen Test, indem Sie zwei Wochen lang jegliche Nahrungsmittel meiden, die Milchzucker enthalten (siehe Tabelle unten). Mit dieser Ausschluss- oder Eliminationsdiät können Sie herausfinden, ob Sie von einer Milchzucker-Intoleranz betroffen sind.

TIPP

Milch, Quark, Joghurt und Käse erhalten Sie auch in milchzuckerfreien Varianten. Doch nicht alle Diätprodukte sind sinnvoll. Hartkäse etwa enthält generell fast keinen Milchzucker. Die teurere laktosefreie Sorte ist also unnötig.

Noch ein Test zur Sicherheit

Um ganz sicher zu gehen, ob Sie Milchzucker wirklich nicht vertragen, können Sie im Anschluss an die zweiwöchige Testphase einen Provokationstest durchführen. Dazu trinken Sie auf leeren Magen ein Glas Milch oder mindestens zehn Gramm in Wasser aufgelösten Milchzucker. Beobachten Sie in den darauf folgenden

Milchzuckergehalt in Lebensmitteln (in g/100 g)

Butter	0,6–0,7	Magerquark	4,1
Buttermilch	3,5–4,0	Milch	4,8–5,0
Crème fraîche	2,0–4,5	Milchpulver	38,0–51,5
Dickmilch	3,7–5,3	Milchmixgetränke	4,4–4,5
Eiscreme	5,1–6,9	Milchschokolade	9,5
Frischkäse	2,0–3,8	Nougat	25,0
Hüttenkäse	2,6	Pudding	2,8–6,3
Joghurt	3,7–5,6	Quark	2,0–3,8
Kaffeesahne	3,8–4,0	Sahne (süß, sauer)	2,8–3,6
Kefir	3,5–6,0	Schmelzkäse	2,8–6,3
Kondensmilch	9,3–12,5	Trinkmolke	4,7

Stunden Ihren Körper. Anhand der Symptome – zum Beispiel Durchfall – werden Sie sehr schnell herausfinden, ob Sie eine Milchzuckerunverträglichkeit haben.
Dieser abschließende Test mag vielleicht drastisch erscheinen, doch es ist tatsächlich ratsam, die Testmenge hoch anzusetzen. Nur so bekommen Sie einen realistischen Eindruck, ob Ihre Beschwerden von Milchzucker verursacht wurden.

Worin ist Milchzucker enthalten?

Milchzucker befindet sich nicht nur in Milch und allen daraus hergestellten Produkten, wie man annehmen könnte. Er ist auch in zahlreichen industriell hergestellten Lebensmitteln enthalten, in denen man keinen Milchanteil erwarten würde. Wurst, Saucen, Klöße, Kroketten, Backwaren, Speiseeis, Fastfood-Produkte und sogar Gewürzmischungen sind einige Beispiele dafür. Auf den Zutatenlisten von Fertigprodukten fnden Sie den Gehalt von Milchzucker beziehungsweise Laktose häufig auch unter der Bezeichnung »Zuckerstoff«.
Neben diesen Begriffen weisen auch Molkenpulver, Vollmilchpulver, Magermilchpulver, Molke und Molkenerzeugnisse auf einen Anteil von Milchzucker hin. Vermeiden Sie bei einer Laktoseunverträglichkeit also unbedingt Nahrungsmittel, die diese Zutaten enthalten oder aus anderen Gründen auf einen Milchanteil schließen lassen. Zu diesen gehören vor allem cremige Desserts und sahnige Suppen.

GU-ERFOLGSTIPP ERSTE HILFE: LAKTASE-ENZYM

Wenn Ihr Körper Laktose nicht verträgt, ist ein Essen im Restaurant, bei Freunden oder unterwegs stets eine kritische Sache. Doch das heißt nicht, dass Sie nur Salat essen dürfen, auf die Käsesauce zur Pasta verzichten oder sehnsüchtig auf die Eisbecher der anderen Gäste blicken müssen. Nehmen Sie vor oder während des Essens ein Laktase-Präparat. Es unterstützt Ihren Körper bei der Verdauung von Milchzucker, und Sie können Ihr Essen ganz entspannt genießen. Laktase-Präparate sind in Kapsel- oder Pulverform im Handel frei erhältlich.

Leide ich unter Fruktose-Intoleranz?

Fruchtzuckerunverträglichkeit ist eine sehr weit verbreitete Verdauungsstörung – in Europa leidet etwa jeder Dritte daran – und sollte deshalb bei der Abklärung eines Reizdarms unbedingt berücksichtigt werden. Man unterscheidet die hereditäre (erbliche) und die intestinale (den Darm betreffende) Form. Bei Ersterer handelt es sich um eine angeborene Krankheit. Da sie sehr selten ist und die Betroffenen meist von klein auf von ihrer Erkrankung wissen, wird hier nicht weiter darauf eingegangen. Die intestinale Form beruht auf einem Mangel an dem Transportprotein GLUT-5 im Darm. Reizdarmpatienten sind davon häufig betroffen.

Fruchtzucker verursacht bei einer Unverträglichkeit die gleichen Symptome wie Milchzucker. Dabei spielt es keine Rolle, ob er in natürlicher (Obst und Gemüse) oder industriell gewonnener Form (Süßstoff) verzehrt wird. Auch hier ist das Beschwerdebild sowohl von der konsumierten Menge als auch von der individuellen Toleranzgrenze des Betroffenen abhängig. Aus diesem Grund gibt es keine allgemein verbindliche Empfehlung in Bezug auf eine verträgliche Tageshöchstmenge. Doch wie schon erwähnt, führen bereits geringe Einschränkungen zu einer deutlichen Besserung der Beschwerden. Verzichten Sie daher zunächst auf besonders stark fruchtzuckerhaltige Lebensmittel, wie zum Beispiel Honig oder Fruchtsäfte. Auch die Vorgehensweise, eine Fruchtzuckerunverträglichkeit aufzudecken, gleicht der bei der Milchzuckerunverträglichkeit. Es ist also auch hier nötig, eine Suchdiät und im Anschluss daran eine Reizdarmdiät mit fruchtzuckerarmer Kost durchzuführen (siehe Seite 45).

Worin ist Fruchtzucker enthalten?

Fruchtzucker ist natürlicher Bestandteil von Früchten und zahlreichen Gemüsesorten. Darüber hinaus befindet er sich in Honig, Fruchtsäften, Kompotten, Marmeladen, Ketchup, Tomatenmark, Joghurts, Süßwaren, Limonaden, Cola und Likören.

Da der süße Zuckerstoff als Ersatz für Haushaltszucker verwendet wird, enthalten auch die meisten kalorienreduzierten und diätetischen Nahrungsmittel größere Mengen davon. Die Aussage

GU-ERFOLGSTIPP

VERDAUUNGSHILFE TRAUBENZUCKER

Fruchtzuckerhaltige Speisen und Getränke sind verträglicher, wenn Sie sie mit Traubenzucker (Glukose) bestreuen oder ein Traubenzuckerbonbon zur Mahlzeit einnehmen. In Verbindung mit Glukose wird Fruktose vom Körper besser aufgenommen. Aber Vorsicht: Zu viel Traubenzucker wirkt wiederum abführend.

TIPP

Meiden Sie zuckerfreie und damit meist sorbithaltige Kaugummis und Bonbons, da der Zuckeraustauschstoff Sorbit die Resorption von Fruchtzucker verschlechtert. Das gilt übrigens auch für die Ersatzstoffe Mannit, Isomalt und Xylit, die häufig in Süßwaren, Diät- und Diabetikerkost enthalten sind.

Fruchtzuckergehalt in Lebensmitteln (in g/100 g)

Obst		Gemüse	
Ananas	2,4	Blumenkohl	0,9
Apfel	5,1	Bohnen	1,3
Apfel, getrocknet	28,6	Brokkoli	1,0
Apfelmus	7,5	Feldsalat	0,2
Apfelsinen	2,6	Kartoffeln	0,6
Aprikosen	0,9	Kohlrabi	1,2
Aprikosen, getrocknet	4,9	Kohlrüben	0,6
Banane	3,4	Kürbis	1,3
Birne	6,7	Möhren	1,3
Brombeeren	3,1	Paprikaschoten	1,3
Datteln, getrocknet	24,9	Radieschen	0,7
Erdbeeren	2,3	Sauerkraut	0,2
Grapefruit	2,1	Tomaten	1,4
Hagebutten	7,3	Zwiebeln	1,3
Heidelbeeren	3,4		
Honigmelone	1,3	**Getränke**	
Johannisbeeren, rot	2,5	Ananassaft	3,6
Johannisbeeren, schwarz	3,1	Apfelsaft	6,4
Kirschen	4,3	Cola	2,1
Kiwis	4,6	Grapefruitsaft	4,2
Mandarinen	1,3	Orangensaft	2,8
Mirabellen	4,3	Rotwein	0,3
Pfirsich	1,2	Traubensaft	8,3
Pfirsich, getrocknet	7,5	Weißwein	0,4
Pflaumen	2,0		
Pflaumen, getrocknet	9,4	**Konfitüren und Honig**	
Preiselbeeren	2,9	Aprikosenkonfitüre	13,5
Rosinen	31,6	Brombeerkonfitüre	20,1
Stachelbeeren	3,3	Erdbeerkonfitüre	18,6
Süßkirschen	6,1	Heidelbeerkonfitüre	19,9
Wassermelone	3,9	Honig	38,8
Weintrauben	7,4	Kirschkonfitüre	21,7
Zitrone	1,3	Pflaumenmus	16,2

»zuckerfrei«, die häufig auf kalorienreduzierten Fertigprodukten zu lesen ist, bezieht sich übrigens ausschließlich auf den Haushaltszucker. In einigen Fällen sind diese Lebensmittel sogar mit sehr viel Fruchtzucker gesüßt.

Genauere Angaben über den Gehalt von Fruchtzucker einiger Nahrungsmittel finden Sie auf der nebenstehenden Tabelle. Da der Fruchtzuckergehalt von Obst und Gemüse mit dem Reifegrad steigt, handelt es sich bei den Angaben in der Tabelle lediglich um Richtwerte, die im Einzelfall abweichen können.

Histamin-Intoleranz – selten geprüft

Die Bedeutung der Histamin-Intoleranz wurde im Zusammenhang mit einem Reizdarmsyndrom lange unterschätzt. Dabei können Betroffene ihre Lebensqualität bereits erheblich verbessern, indem sie ein paar wenige Ernährungsratschläge berücksichtigen. Vorab müssen Sie aber ermitteln, ob bei Ihnen überhaupt eine Histamin-Intoleranz vorliegt.

Da es bislang keine zuverlässigen Laborverfahren zur Diagnose dieser Lebensmittelunverträglichkeit gibt, ist die Suchdiät mit anschließender Provokation die beste Testmöglichkeit. Das heißt: Meiden Sie mindestens zwei Wochen lang sämtliche Speisen und Getränke, die bei einer Histamin-Intoleranz Probleme verursachen. Bessern sich Ihre Beschwerden in dieser Zeit deutlich, so sollten Sie im Anschluss daran allmählich wieder histaminhaltige Lebensmittel in Ihren Speiseplan aufnehmen. Wenn Sie eine Histamin-Intoleranz haben, werden sich nach diesem Provokationstest die bekannten Symptome wieder zeigen.

Der Histamingehalt verändert sich laufend

Der Histamingehalt eines Lebensmittels ist keine Konstante. Vielmehr ändert sich dieser Wert je nach Lagerung, Proteingehalt, Sorte, Alter, Gärung und Reifung des Lebensmittels.

Die Verträglichkeit einer Speise kann also täglich anders sein, da der Histamingehalt mit jedem Tag ihrer Lagerung steigen kann. Besonders solche Speisen und Getränke sind bedenklich, bei denen ein Reifeprozess eine Rolle spielt. Während etwa ein junger

HARTNÄCKIG

Dem Histamin ist mit den üblichen Küchenmethoden nicht beizukommen: Weder durch Kochen, Backen, Einfrieren oder irgendeine andere Methode kann der Histamingehalt eines Lebensmittels gesenkt werden.

Unverträgliche Lebensmittel bei Histamin-Intoleranz	
Backwaren mit Hefe	Rohmilch
Erdbeeren	Rotwein
Essig	Salami
Fertigprodukte mit Fleisch	Sauerkraut
Essen von Imbissständen	Schinken (roh)
Fastfood	Spinat
Fisch (konserviert)	Tomaten
Käse (gereift)	Schokolade
Ketchup	Sojaprodukte
Meeresfrüchte	Spirituosen

Goudakäse einen niedrigen Histaminwert aufweist, entwickelt er während seiner Reifung zum mittelalten oder alten Gouda hohe Histaminwerte, die bei einer Histamin-Intoleranz erhebliche Beschwerden verursachen können. Auch Fleisch ist normalerweise unbedenklich; wird es jedoch zu Hackfleisch verarbeitet, ist Vorsicht angesagt: Sein Histamingehalt kann rapide ansteigen.

Lebensmittel, die kein Histamin enthalten

Viele Obst- und Gemüsesorten sind nahezu histaminfrei und gehören täglich auf den Speiseplan. Natürlich dürfen Sie auch Fleisch, Fisch und Wurstwaren – sofern sie nicht geräuchert oder gepökelt sind – weiterhin essen. Achten Sie dabei aber stets auf Frische und eine ununterbrochene Kühlkette. Nudeln, Kartoffeln und Reis verursachen ebenfalls keinerlei Beschwerden, genauso wie Tee, Kaffee, Obstsäfte und Limonaden. Auch frische Milchprodukte und junge Käsesorten sind meist gut verträglich.

TIPP

Brotverzicht wegen Histamin-Intoleranz? Backen Sie hefefreies Brot doch einfach selbst: Sauerteig und Backferment sind ein vollwertiger Ersatz für Hefe. Ganz bequem geht das Brotbacken übrigens mit einem Backautomaten.

Lebensmittel, die viel Histamin enthalten

Zu meiden sind natürlich Lebensmittel, die von sich aus einen hohen Histamingehalt aufweisen. Dazu gehören alle mit Essig angemachten Salate oder in Essig eingelegte Gemüse, Sauerkraut, geräucherter Fisch, wie Lachsfilet und Bückling, sowie Fischkonserven, wie Thunfisch, Sardellen, Sardinen, Makrelen und Matjes, und natürlich Feinkostsalate mit Fischbestandteilen. Frischen Fisch hingegen können Sie bedenkenlos genießen.

Während gekochter Schinken keinerlei Probleme verursacht, kann geräucherter Schinken bereits erhebliche Histamingehalte aufweisen. Sehr kritisch sind auch lange abgehangene Würste wie Salami. Sie haben einen besonders hohen Histamingehalt.

Vorsicht ist bei alkoholischen Getränken angesagt: Sie verstärken die Wirkung von Histamin und sollten, wenn überhaupt, nur in kleinen Mengen konsumiert werden. Wein wird von Menschen mit Histamin-Intoleranz meist schlecht vertragen. Ein trockener Weißwein kann, je nach Jahrgang, noch vergleichsweise geringe Histaminwerte aufweisen. Rotweine und ältere Weißweinjahrgänge hingegen sind als »Histaminbomben« bekannt und sollten daher lieber streng gemieden werden.

Hefe und Hefeextrakt enthalten ebenfalls viel Histamin. Beobachten Sie daher, ob Sie Brot und Backwaren gut vertragen. Stark histaminhaltiger Hefeextrakt befindet sich außerdem in zahlreichen Fertigprodukten, von der Tütensuppe über das gratinierte Fischfilet bis hin zur Tiefkühlpizza. Auch Fastfood wie Currywurst, Gyros oder Döner sollten Sie wegen der unkalkulierbaren Zutaten meiden.

Histaminarm und doch kritisch

Darüber hinaus gibt es noch Nahrungsmittel, die selbst wenig Histamin enthalten, aber im Körper gebundenes Histamin freisetzen können. Bekannteste Beispiele sind die Tomate und daraus hergestellte Saucen und Ketchups sowie Erdbeeren. Ananas, Kiwis und Nüsse stehen ebenfalls unter Verdacht, Histamin freizusetzen. Ob Sie diese sogenannten Histaminliberatoren vertragen, sollten Sie unbedingt überprüfen.

GU-ERFOLGSTIPP

KEINE CHANCE FÜR HISTAMIN

Wenn Sie Fleisch, Fisch, Gemüse oder Obst nicht gleich verbrauchen können, frieren Sie es am besten ein. So können Sie garantiert sicher sein, dass sich während der Aufbewahrung kein unerwünschtes Histamin bildet.

Fleisch und Fisch lassen Sie später schonend im Kühlschrank auftauen, während Sie Gemüse und Obst bei Zimmertemperatur beziehungsweise durch Blanchieren aus dem Kälteschlaf wecken.

Fett – häufig gut versteckt

Wie Sie ja schon wissen, ist Fett ein sehr schwer verdaulicher Nahrungsbestandteil – fettreiche Ernährung wirkt wie ein Abführmittel. Für Reizdarmpatienten ist es daher wichtig, diesem Energielieferanten in der Ernährungstherapie erhöhte Aufmerksamkeit zu schenken.

Nach allgemeinen Ernährungsempfehlungen sollte die täglich konsumierte Fettmenge achtzig Gramm nicht übersteigen. Zu den offensichtlichen Fettlieferanten zählen Öl, Butter, Speck, Sahne und Margarine. Zu den versteckten Fetten, die für unseren Organismus ebenso belastend sind, gehören Fleisch, Wurst, Käse, Eier, Nüsse, Süß- und Backwaren.

Als Faustregel gilt, dass die Menge der versteckten Fette in der Nahrung in etwa die Hälfte der gesamten Fettaufnahme ausmacht. Da Fett als Geschmacksträger in unzähligen Lebensmitteln verwendet wird, liegt die aufgenommene Fettmenge deutlich über achtzig Gramm pro Tag.

Zur Verminderung Ihrer Beschwerden sollten Sie Ihren Fettkonsum deutlich unter den der allgemeinen Empfehlungen senken. Der Anreiz dazu ist natürlich zum einen die Aussicht auf eine beträchtliche Verbesserung Ihrer Lebensqualität, da Durchfall und krampfartige Schmerzen sowie magenspezifisiche Beschwerden deutlich abgeschwächt werden beziehungsweise viel seltener auftreten. Und zum anderen interessiert Sie vielleicht auch die Tatsache, dass überschüssige Fettkalorien in viel höherem Maße als Kohlenhydrate für die Entstehung von Fettpolstern und damit von Übergewicht verantwortlich sind.

FETT IM ASIA-ESSEN

Die asiatische Küche wird meist mit gesunder und kalorienarmer Ernährung gleichgesetzt. Aber Vorsicht bei Fastfood: Selbst eine käselastige Pizza mit 900 Kalorien wird von fettreichen indischen Take-away-Gerichten mit rund 1400 Kalorien bei Weitem übertroffen.

Der Umgang mit Fett

Grundsätzlich gilt: Achten Sie bei allen Lebensmitteln auf den versteckten Fettgehalt. Und versuchen Sie nicht, täglich ein bestimmtes Pensum an Fett zu unterbieten, sondern lernen Sie, mit fettreichen Nahrungsmitteln umzugehen, indem Sie deren Verbrauch gezielt einschränken. Wenn Sie sich die folgenden Tipps zur Fettvermeidung zu Herzen nehmen, können Sie sich bald an den ersten positiven Auswirkungen auf Ihre Verdauung erfreuen.

Öl, Schmalz, Butter und Margarine

- Verwenden Sie alle Arten von Fett sehr sparsam und stets nur dort, wo es wirklich nötig ist.
- Prüfen Sie über einen Zeitraum von ein bis zwei Wochen, wie viel Fett Sie beim Kochen und Braten verbrauchen.
- Verwenden Sie zum Braten ausschließlich beschichtete Pfannen; darin können Sie mit wenig Fett braten.
- Ziehen Sie pflanzliche Öle, beispielsweise Sonnenblumen-, Distel-, Maiskeim-, Raps- oder Sojaöl, gehärteten Fetten vor.
- Ersetzen Sie Brotaufstriche wie Butter oder Margarine durch Quark, Senf oder Tomatenmark.

TIPP

Setzen Sie Radicchio und Artischocken regelmäßig auf Ihren Speiseplan. Sie enthalten Bitterstoffe, die die Fettverdauung anregen, indem sie die Produktion von Sekreten aus Magen, Galle und Bauchspeicheldrüse fördern.

Fleisch, Wurst und Fisch

- Geben Sie Gemüse, Salat und Obst den Vorzug vor Fleisch. Ein- oder zweimal pro Woche Fleisch ist völlig ausreichend.
- Ziehen Sie magere Fleischsorten, wie zum Beispiel Geflügel (ohne Haut) oder Kalb, den fettreichen, wie Schweinfleisch, vor.
- Kaufen Sie nur mageres Fleisch, also keine Brust- oder Bauchstücke, beziehungsweise entfernen Sie alles sichtbare Fett.
- Verzichten Sie auf das Panieren von Fisch oder Fleisch.
- Dünsten oder Pochieren von Gemüse und Fisch spart viel Fett.
- Legen Sie Fleisch nach dem Braten kurz auf Küchenpapier, damit das Fett abtropfen kann.
- Verzehren Sie Geflügel möglichst ohne Haut.
- Meiden Sie Wurstsorten mit besonders hohem Fettgehalt, wie zum Beispiel Leberwurst, Leberkäse oder Bratwurst.
- Ersetzen Sie Fleischgerichte häufig durch Fisch. Empfehlenswert sind Kabeljau, Seelachs, Zander und Barsch. Meiden sollten Sie Lachs, Aal, Makrele, Hering und Thunfisch.

Milchprodukte

- Achten Sie beim Kauf von Milch und Milchprodukten auf einen geringen Fettanteil. Zu empfehlen sind fettarme Milch und daraus hergestellte Produkte.
- Wählen Sie Schnittkäsesorten mit einem Fettgehalt von höchstens dreißig Prozent.

Salate

- Frischer Salat hat einen bemerkenswerten Eigengeschmack. Als Geschmacksträger reichen deshalb schon kleinste Mengen pflanzlichen Öls aus.
- Bereiten Sie Ihr Salat-Dressing mit Joghurt und Kräutern zu und meiden Sie Fertigmarinaden.
- Bestellen Sie Salat im Restaurant immer ohne Dressing. Mischen Sie sich Ihre Portion selbst mit Essig und wenig Öl.

Gemüse und Obst

- Alle Obst- und Gemüsesorten – mit Ausnahme von Oliven und Avocados – enthalten wenig Fett.
- Bereiten Sie möglichst oft Gerichte aus frischem Gemüse und Obst zu – so wird Ihr Speiseplan abwechslungsreich.

Wo sich sonst noch Fett versteckt

- Vorsicht bei Nüssen: Sie sind zwar sehr gesund, haben aber einen hohen Fettgehalt.
- Achten Sie bei Müslimischungen darauf, dass sie keine Nüsse oder Samen, wie Sonnenblumenkerne, enthalten.
- Vermeiden Sie Fertiggerichte. Greifen Sie in Ausnahmefällen zu solchen Gerichten, die einen niedrigen Fettgehalt haben. Ansonsten bereiten Sie Ihre Speisen am besten selbst zu.
- Streichen Sie Pizzas und belegte oder gefüllte Fertigbaguettes von Ihrem Speiseplan. Eine Salamipizza beispielsweise enthält rund sechzig Gramm Fett, das entspricht einer halben Tasse Öl.
- Verzichten Sie auf frittierte Lebensmittel. Die knusprigen Hüllen haben jede Menge Frittierfett aufgesaugt.
- Ersetzen Sie Pommes frites mit Mayonnaise doch einfach durch Kartoffeln mit Quark.
- Nudeln gelingen auch ohne Öl. Sparen Sie sich deshalb das Öl im Nudelkochwasser, es ist unnötig.
- Greifen Sie zu Brot und Backwaren, die keine Nüsse, Sonnenblumenkerne, Sesam oder Mohn enthalten.
- Ersetzen Sie Schokolade, Pralinen und Kekse durch fettfreies oder fettarmes Knabbergebäck, wie Salzstangen oder -brezeln.

FETTARM HAT ZUKUNFT

Fettarme Ernährung tut nicht nur Verdauung und Figur gut: Eine Gewichtsreduktion senkt bei stark übergewichtigen Personen das Risiko, an einer Herz-Kreislauf-Erkrankung zu sterben, um vierzig Prozent. Die Gefahr, an bestimmten Krebsarten zu erkranken, verringert sich sogar um über die Hälfte.

Fettgehalt in Lebensmitteln (in g/100 g)

Milch und Milchprodukte	
Milch (3,5 %)	3,5
Milch, fettarm	1,5
Milch, entrahmt	0,1
Molke, süß	0,2
Sahne, sauer	10,0
Sahne, süß	30,0
Doppelrahmfrischkäse	28,0
Edamer (45 % Fett i. Tr.)	25,4
Gouda (40 % Fett i. Tr.)	22,3
Tilsiter (45 % Fett i. Tr.)	25,4

Butter, Öl & Co.	
Butter	83,2
Margarine / Diät-Margarine	80,0
Halbfettmargarine	40,0
Olivenöl	99,6
Schweineschmalz	99,7
Mayonnaise	50,0–80,0

Fleisch und Geflügel	
Kalbsfilet	1,4
Kalbsschnitzel	1,8
Rinderfilet	4,0
Rinder-Hackfleisch	14,0
Schweinefilet	2,0
Schweineschnitzel	1,9
Schweinebauch	29,0
Brathähnchen	9,6
Hähnchenbrust mit Haut	6,2
Hähnchenkeule mit Haut	11,2
Putenkeule mit Haut	15,0
Putenbrust ohne Haut	1,0
Entenfleisch	17,2
Gänsefleisch	31,0

Wurstwaren	
Bratwurst	28,8
Leberkäse	27,5
Leberwurst	29,2
Mettwurst	37,2
Salami	33,0
Speck	65,0

Fisch	
Barsch	0,8
Forelle	2,7
Kabeljau	0,4
Lachs	13,6
Schellfisch	0,6
Zander	0,7
Thunfisch in Öl	20,9
Tintenfisch	0,8

Brot und Backwaren	
Weizentoastbrot	4,5
Roggenbrot	1,0
Laugenbrezen	1,8
Blätterteig	25,0
Kleingebäck	26,7

Getreide, Nüsse, Samen	
Haferflocken	8,0
Müslimischung	10,0
Erdnüsse	48,1
Haselnüsse	61,0
Mandeln	54,0

Süßes und Knabbereien	
Vollmilchschokolade	30,0
Kartoffelchips	39,4

TIPP

Zartes, fettarmes Fleisch wie Filet ist zwar deutlich teurer als andere Stücke. Doch das gleichen Sie schnell aus, wenn Sie dafür nur ein- oder zweimal pro Woche Fleisch essen.

TIPP

Ballaststoffe beeinflussen bereits beim Kauen die Verdauung. Wegen ihrer groben Faserstruktur brauchen wir lange, um ballaststoffreiche Speisen zu zerkleinern. Dadurch werden reichlich Speichel und somit auch mehr Verdauungsenzyme ausgeschüttet.

Ballaststoffe – hilfreich unter Vorbehalt

Ballaststoffe – auch Faserstoffe, Pflanzenfasern oder Nahrungsfasern genannt – sind ein elementarer Bestandteil gesunder Ernährung und sollten deshalb in besonderem Maße auf dem Speiseplan berücksichtigt werden. Ernährungsfachleute empfehlen sie als natürliches Heilmittel zur Behebung und Linderung von Verdauungsbeschwerden. Darüber hinaus haben Ballaststoffe zahlreiche weitere gesundheitsfördernde Eigenschaften. Sie binden Gallensäuren, Cholesterin und Schadstoffe und helfen so bei deren Ausscheidung. Da sie viel Wasser aufnehmen, vergrößert sich ihr Volumen, wodurch die Darmmotorik angeregt und damit die Transitzeit der Nahrung verkürzt wird. Außerdem wirken sich Ballaststoffe günstig auf die Darmflora aus.

Doch ganz so ausschließlich wohltuend sind Ballaststoffe leider nicht. Denn gerade die für gesunde Menschen vorteilhaften Eigenschaften von Pflanzenfasern stellen für Reizdarmpatienten häufig ein Problem dar. Da Ballaststoffe unverdaulich sind, werden sie im Dickdarm bakteriell zersetzt. Bei diesem Vorgang entstehen wie bei der Milch- und Fruchtzuckerunverträglichkeit Stoffwechselprodukte, die normalerweise zu harmlosen, für Reizdarmpatienten jedoch zu gravierenden Beeinträchtigungen der Verdauungstätigkeit führen.

Viel oder wenig Ballaststoffe?

Ist eine Erhöhung oder eine Verminderung der Ballaststoffmenge in der Reizdarmdiät sinnvoll, und wie wirken sich diese Maßnahmen auf die unterschiedlichen Reizdarmausprägungen aus? Diese Fragen wurden des Öfteren untersucht: Alle Studien kamen zu dem Schluss, dass eine allgemeine Empfehlung für die Aufnahme von Ballaststoffen nicht gegeben werden kann. Zu unterschiedlich sind die Verlaufsformen des Reizdarms und zu verschieden die individuellen Empfindungen der Patienten.

Leiden Sie in erster Linie unter Verstopfung, kann sich eine Erhöhung der Fasermenge als sehr positiv erweisen. Bei einem durchfallbetonten Beschwerdebild kann man diese Empfehlung nicht immer geben, da sich die Symptome vielleicht verschlimmern.

Wenn Sie hingegen hauptsächlich unter Schmerzen leiden, kann eine ballaststoffreiche Diät die Beschwerden sogar deutlich verstärken. Besonders schwierig wird es, wenn Durchfall und Verstopfung im Wechsel auftreten. In diesem Fall empfiehlt es sich, mit der Ernährung dasjenige Symptom positiv zu beeinflussen, das die größeren Beeinträchtigungen verursacht.

Finger weg von Hülsenfrüchten und Kohl!

Hülsenfrüchte und Kohlgemüse besitzen reichlich Ballaststoffe. Gesunde Menschen verspüren nach ihrem Genuss eventuell Blähungen sowie eine beschleunigte Verdauung. Für Reizdarmpatienten dagegen ist die Gas- und Säureentwicklung, die der bakteriellen Zersetzung dieser Ballaststoffe folgt, krankheitsverstärkend. Die gasbedingte Auswölbung der Darmwände wird als Bauchschmerz wahrgenommen; die Fettsäuren, welche die Darmbewegung anregen, verursachen durchfallartige Beschwerden. Und nicht zuletzt führt das Wasserspeichervermögen der Ballaststoffe zu erhöhtem Stuhlvolumen und damit zu Stuhldrang. Meiden Sie deshalb während Ihrer Reizdarmdiät Hülsenfrüchte und Kohlgemüse.

Selbst herausfinden, was gut tut

Wie Sie sehen, lässt sich leider keine einheitliche Diät zur Behandlung Ihrer Beschwerden vorgeben. Es kommt daher sehr auf Ihre Mitarbeit an. Finden Sie für sich heraus, ob eine ballaststoffreiche Kost eine Besserung mit sich bringt oder ob Sie eher von einer faserarmen Kost profitieren. Welche Nahrungsmittel wie viele Pflanzenfasern enthalten, ersehen Sie aus der Tabelle auf Seite 60.

- Durchschnittlich nehmen wir pro Tag fünfzehn bis zwanzig Gramm Faserstoffe auf. Empfehlenswert sind – bei guter Verträglichkeit – mindestens dreißig Gramm pro Tag. Zum Vergleich: Vor hundert Jahren betrug die tägliche Ballaststoffaufnahme noch achtzig bis hundert Gramm.
- Da Ballaststoffe für den Darm gewöhnungsbedürftig sind, empfiehlt sich eine langsame und schonende Einführung über vier bis acht Wochen. Eine zu schnelle Umstellung kann zu Durchfall und Blähungen führen.

TIPP

Wenn Sie Ballaststoffe nicht gut vertragen, so kann dies auch am hohen Zuckergehalt gleichzeitig aufgenommener Speisen und Getränke liegen. In Kombination mit Einfachzuckern können Ballaststoffe Blähungen und Durchfall verursachen. Meiden Sie deshalb Softdrinks zum Essen.

TIPP
In den Randschichten von Getreidekörnern stecken Faser- und Vitalstoffe. Deshalb enthalten Vollkornbackwaren nicht nur mehr Ballaststoffe, sondern auch mehr Vitamine und Mineralien als Brot, Kuchen und Kekse aus hellem Mehl.

Ballaststoffgehalt in Lebensmitteln (in g/100 g)

Obst	
Äpfel	2,5
Äpfel, getrocknet	16,0
Birnen	3,0
Orangen	2,2
Weintrauben	1,5
Gemüse	
Blumenkohl	3,0
Bohnen, getrocknet	17,0
Brokkoli	3,0
Erbsen	4,5
Karotten	3,0
Kartoffeln	2,0
Kopfsalat	2,0
Lauch (Porree)	3,5
Mais	9,0
Paprika, rot	3,6
Pilze	3,0
Rosenkohl	4,5
Sauerkraut	2,0
Spargel	1,5
Spinat	3,5
Süßkartoffeln	7,0
Tomaten	2,0
Wirsing	3,0
Nüsse und Kleie	
Erdnüsse	7,0
Kleie	39,0
Mandeln	33,0
Backwaren	
Knäckebrot	21,0
Leinsamenbrot	7,5
Pumpernickel	10,0
Roggenbrot	5,5
Roggenmischbrot	6,0
Roggenvollkornbrot	7,7
Toastbrot	2,0
Vollkornbrötchen	6,0
Weizenmischbrot	6,0

- Starten Sie mit einer begrenzten Anzahl ballaststoffreicher Lebensmittel, wie Kartoffeln, Vollkornbrot, Vollkornreis und Blattsalat, und erhöhen Sie den Faseranteil schrittweise Woche für Woche um ein bis zwei weitere Ballaststoffträger. So kann sich Ihr Darm langsam umgewöhnen.
- Da Ballaststoffe beim Quellen viel Wasser aufnehmen, sollten Sie mindestens zwei Liter Flüssigkeit täglich trinken. Dies unterstützt bei Verstopfung zusätzlich die Verdauung und sichert bei Durchfall eine ausreichende Versorgung mit lebenswichtigen Mineralstoffen.

- Wenn Sie Ihren Fleischverbrauch reduzieren und dafür mehr pflanzliche Produkte, also Gemüse, Obst, Salat und Getreide, auf Ihren Speiseplan setzen, erhöht sich Ihre tägliche Ballaststoffaufnahme automatisch.
- Ballaststoffe, wie zum Beispiel Samenprodukte, sollten immer mit reichlich Flüssigkeit eingenommen werden, da sie sonst im Darm verkleben und schlimmstenfalls einen Darmverschluss verursachen können.
- Haferflocken, Leinsamen, Kleie oder Flohsamen werden von den Darmbakterien kaum zersetzt und verursachen dadurch fast keine lästige Gasentwicklung. Sie lassen sich gut in Joghurt, Saft oder Suppen gemischt aufnehmen.

Was Sie sonst noch beachten sollten

Die wichtigsten Auslöser für Reizdarmbeschwerden und Gegenmaßnahmen zu deren Eindämmung kennen Sie nun bereits. Es gibt aber noch eine Reihe weiterer Punkte, die Sie vor allem in den ersten ein bis zwei Monaten Ihrer RDS-Diät beachten sollten. Lesen Sie sich die folgenden Hinweise durch, und entscheiden Sie, welche Ratschläge und Maßnahmen Sie in Ihrer persönlichen Reizdarmdiät zusätzlich berücksichtigen sollten.

- Natriumglutamat, eine weit verbreitete Speisewürze, die vor allem in Asia-Küchen Verwendung findet, kann bei empfindlichen Menschen Beschwerden verursachen.
- Der Zuckeraustauschstoff Sorbit kann bei einem Reizdarm ebenfalls eine Rolle spielen. In größeren Mengen wirkt er oft abführend. Die Einschränkung künstlicher Süßstoffe bringt bei vielen Reizdarmpatienten eine positive Wirkung.
- Bemühen Sie sich – auch wenn es schwierig erscheint – trotz Einschränkungen um eine ausgewogene und nährstoffreiche Ernährung. Einseitige Diäten führen zu Mangelzuständen.

GU-ERFOLGSTIPP

DAS CHINARESTAURANT-SYNDROM

Nicht wenige Menschen leiden nach dem Genuss von »Chop Suey« oder »Ente süßsauer« unter Übelkeit, Hautrötungen, Zittern, Kopf- und Gliederschmerzen. Verantwortlich dafür ist die Speisewürze Glutamat, die in der asiatischen Küche teilweise verschwenderisch zum Einsatz kommt. Sie können sich davor schützen, indem Sie im Restaurant diskret bitten, sie nicht zu verwenden, und des Weiteren Lebensmittel, die auf ihren Zutatenlisten die Zusatzstoffe E 620 bis E 625 aufgeführt haben, strikt meiden.

TIPP
Öko-Limonaden liegen im Trend und gelten als gesund. Doch oft verspricht die Werbung mehr, als die Bio-Brausen halten. Viele sind zu süß und enthalten Zusatzstoffe – achten Sie auf die Zutatenliste.

- Verzichten Sie auf blähende Lebensmittel, wie Beeren, Feigen und Hefe. Auch Bananen, Schalentiere, Mais, Weintrauben, Nougat, Marzipan, Weizen und Hafer verursachen bei einigen Reizdarmpatienten Magen-Darm-Beschwerden.
- Gehen Sie mit scharfen Gewürzen, wie Pfeffer, Curry und Chili, sparsam um.
- Zitrusfrüchte und daraus hergestellte Getränke verstärken wegen ihres Säuregehaltes die Symptome bei einem Reizmagen. Meiden Sie möglichst auch Apfelsaft.
- Reduzieren Sie starken Zuckerkonsum. Zusammen mit Vollgetreide kann er blähend wirken.
- Bei leichten Beschwerden lohnt sich eine übertriebene Diät nicht. Lernen Sie die möglichen Auslöser kennen, aber lassen Sie sich nicht die Freude am Genuss verleiden.
- An beschwerdereichen Tagen verschaffen Ihnen magenfreundliche Tees aus Lavendel, Kamille, Pfefferminze oder Fenchel sowie eine Wärmflasche auf dem Bauch Linderung.
- Ernähren Sie sich in schweren Zeiten von Tee, Zwieback und warmer Reissuppe.
- Massieren Sie im Liegen Ihren Bauch mit sanften, kreisenden Bewegungen – das entspannt und regt die Verdauung an.
- Gehen Sie nicht mit leerem Magen einkaufen. Sonst landen schnell ungesunde und schlecht verträgliche Lebensmittel in Ihrem Einkaufswagen.

GETRÄNKE – AM LIEBSTEN GANZ SANFT

- Besonders zu empfehlen sind ungesüßte Kräutertees – warm oder kalt. Kleiner Tipp: Morgens eine Kanne Tee aufgießen und über den Tag verteilt trinken.
- Ebenfalls gesundheitsfördernd ist kohlensäurearmes Mineralwasser. Trinken Sie es niemals kalt, sondern zimmertemperiert.
- Fruchtsäfte können Sie ebenfalls genießen – wegen ihres hohen Säuregehalts allerdings nur gelegentlich.
- Alkohol, Kaffee, schwarzer Tee, stark kohlensäurehaltige und gezuckerte Limonaden oder Cola sollten Sie nur in kleinen Mengen konsumieren – oder sogar ganz darauf verzichten.

Unverträgliche Lebensmittel erkennen

Die individuelle Verträglichkeit einzelner Speisen und Getränke spielt für Reizdarmpatienten eine erhebliche Rolle. Leider kann Ihnen kein Arzt oder Ernährungsberater sagen, welches Lebensmittel Ihnen bekommt und welches nicht. Es ist also Ihr detektivischer Spürsinn gefragt, um die Auslöser Ihres Reizdarmsyndroms ausfindig zu machen. Sie kennen nun bereits viele Nahrungsmittel, bei denen ein erhöhtes Risiko der Unverträglichkeit besteht: Milchprodukte, Obst, histaminreiche Speisen, stark fetthaltige und ballaststoffreiche Lebensmittel.

Natürlich besteht auch immer die Möglichkeit, dass eine Allergie vorliegt. Dies wird besonders dann zu einem Problem, wenn sie sich gegen ein Lebensmittel richtet, das wir täglich zu uns nehmen: zum Beispiel Weizen oder Hefe. Es liegt auf der Hand, dass Sie diesen Dingen bei begründetem Verdacht auf den Grund gehen müssen. Nehmen Sie sich Zeit für eine sorgfältige Suchdiät, bei der alle potenziellen Allergene gemieden werden. Falls Sie mit der Vielzahl von Verdachtsmomenten überfordert sind und am Ende gar nicht mehr wissen, was Sie während Ihrer Suchdiät essen dürfen, so scheuen Sie sich nicht, die Unterstützung eines Ernährungsberaters in Anspruch zu nehmen.

TIPP

Eine Allergie oder Unverträglichkeit muss keinesfalls angeboren sein. Falls Sie früher niemals Probleme mit bestimmten Nahrungsmitteln hatten, so können diese eines Tages dennoch auftreten.

Die lieben Sünden – Koffein, Nikotin, Alkohol

Gerade bei den gesellschaftlich akzeptierten Genussmitteln ist eine Einschränkung meist nur mit besonderer Disziplin möglich. Doch die positive Wirkung, die während der Umstellungsphase auf den Organismus und damit insbesondere auf den Magen-Darm-Trakt ausgeübt wird, erleichtert Ihnen die Entwöhnung.

- Koffein kann bei einem Reizdarm ein Hauptauslöser sein. Stellen Sie daher den Kaffee-, Tee- und Colakonsum am besten gleich ein. Sie werden sehr schnell bemerken, dass sich Ihre Verdauungsbeschwerden deutlich bessern. Und schon nach ein bis zwei Wochen werden Sie dieses Genussmittel sehr viel bewusster und seltener – wenn überhaupt noch – zu sich nehmen. Übrigens: Der therapeutische Effekt ist bei dieser abrupten Entwöhnungsvariante am größten.

TIPP
Die Nikotinaufnahme hängt nicht nur von der Zigarettenmarke, sondern auch von Ihrem persönlichen Rauchverhalten ab – also davon, wie stark und wie lange Sie an einer Zigarette ziehen.

- Nikotin verstärkt die Symptome eines Reizmagens besonders. Denken Sie über eine Einschränkung Ihres Zigarettenkonsums nach oder stellen Sie als Zeichen eines gesundheitlichen Neuanfangs das Rauchen ganz ein. Nutzen Sie die Gelegenheit, in ein gesundes Leben ohne Nikotinabhängigkeit durchzustarten.
- Alkohol sollten Sie am besten nur in kleinen Mengen und vor allem niedrigprozentig genießen. Studien belegen, dass es einen direkten Zusammenhang zwischen regelmäßigem Alkoholkonsum und Durchfall gibt. Ein kleiner Anreiz: Da Alkohol die Fettverbrennung bremst, führt er bei Kalorienüberschuss direkt zur Gewichtszunahme.

Alkohol mit Genuss und in Maßen

Der Genuss von Alkohol wirkt sich bekanntermaßen ganz besonders auf die Leber und das Gehirn, aber, wie gesagt, auch auf die Verdauung aus. Doch sollte man ihn daher völlig meiden? Theoretisch ja, praktisch nein! Vielleicht wäre es gesünder, nie wieder Alkohol zu trinken. Es wäre ja auch gesünder, immer mit dem Fahrrad zu fahren anstatt mit dem Auto. Seien Sie nicht päpstlicher als der Papst. Finden Sie heraus, welche alkoholischen Getränke Ihnen gut bekommen und wo Ihre persönliche Grenze ist. Seien Sie dabei aber ehrlich zu sich selbst.

Stellen Sie fest, dass Ihr Alkoholkonsum dem Reizdarmsyndrom zuarbeitet, so senken Sie ihn auf ein verträgliches Maß. Genießen Sie schöne Abende entspannt mit einem Glas Wein oder Bier, aber seien Sie konsequent, wenn Sie sagen: Heute nicht! Gönnen Sie Ihrem Körper mindestens zwei alkoholfreie Tage pro Woche und vermeiden Sie es, am Wochenende über die Stränge zu schlagen.

- Trinken Sie Alkohol, wenn überhaupt, ganz bewusst und mit Genuss.
- Finden Sie Wege, sich auch ohne Alkohol zu entspannen und zu amüsieren.
- Alkohol sollte nicht zentraler Bestandteil Ihres Lebens sein. Genießen Sie, falls Sie möchten, gelegentlich ein alkoholisches Getränk, aber betrachten Sie es als eine von vielen Gelegenheiten, sich etwas Gutes zu tun.

- Trinken Sie niemals heimlich. Wenn Sie Alkohol trinken, dann sollten Sie sich dabei auch wohlfühlen und ihn ohne Schuldgefühle genießen.
- Trinken Sie keinen Alkohol, wenn Sie Auto fahren, Maschinen bedienen oder andere Aktivitäten durchführen müssen, die Ihre volle Aufmerksamkeit erfordern.
- Die empfohlenen Richtwerte für die tägliche Höchstmenge sind 20 g reiner Alkohol (ein halber Liter Bier oder ein viertel Liter Wein) für Frauen und 30 g für Männer.
- Der Konsum von Alkohol sollte auf keinen Fall dazu dienen, Probleme zu bewältigen oder vor ihnen zu fliehen.
- Verfolgen Sie Interessen und Hobbys, die Sie auch ohne Alkohol genießen können.
- Auf keinen Fall sollten Sie täglich Alkohol trinken. Legen Sie regelmäßig Pausen ein.

Essregeln – eine wohltuende Hilfe

Auch wenn Sie glauben, in Ihrer Kindheit bereits alles Erforderliche über das Einnehmen von Mahlzeiten gelernt zu haben, so können Sie hier vielleicht dennoch den einen oder anderen hilfreichen Ratschlag finden. Das Ziel ist es, dem Verdauungstrakt seine Arbeit so leicht wie möglich zu machen und damit die Verträglichkeit von Speisen zu erhöhen.

- Essen Sie langsam, und achten Sie darauf, wie lange Sie für einen Bissen brauchen. Je länger Sie die Nahrung kauen, umso besser ist sie für den Magen vorbereitet.
- Wer beim Essen redet, arbeitet, fernsieht oder liest, der isst meist schneller und nicht mit der nötigen Aufmerksamkeit. Schlingen Sie Ihre Mahlzeiten auch nicht unter Zeitdruck hinunter, um schnellstmöglich wieder einer anderen Tätigkeit nachgehen zu können.
- Optimal für eine gesunde Verdauung sind fünf Mahlzeiten pro Tag: morgens, mittags und abends jeweils eine größere und dazwischen jeweils eine kleine Mahlzeit. Je umfangreicher eine Mahlzeit ist, umso größer ist die Verdauungsarbeit, die Ihr Körper leisten muss.

TIPP

Da ein Sättigungsgefühl erst fünfzehn Minuten nach dem Essen einsetzt, sollten Sie während der Mahlzeiten kleine Pausen einlegen. So nehmen Sie nur so viel zu sich, wie Ihr Körper tatsächlich braucht, und vermeiden Völlegefühl sowie eine Überforderung Ihres sensiblen Verdauungstrakts.

TIPP
Dämpfen ist eine sanfte Garmethode, bei der Vitamine und Mineralstoffe weitgehend erhalten bleiben. Sie haben die Wahl zwischen Dämpfeinsätzen für Töpfe – aus Bambus oder Edelstahl – oder elektrischen Dämpfgeräten.

- Meiden Sie zu heiße und zu kalte Speisen.
- Trinken Sie reichlich kohlensäurearmes oder stilles Mineralwasser. Dies wirkt Verstopfung entgegen und versorgt den Körper mit Mineralstoffen.
- Kurz vor, während oder nach einer Mahlzeit sollten Sie wenig oder am besten gar nichts trinken, um die Magensäure nicht zu verdünnen. Auf diese Weise wird die Verdauungsarbeit nicht behindert und gleichzeitig dem volumenbedingten Völlegefühl nach dem Essen vorgebeugt. Versuchen Sie also möglichst zeitversetzt zu essen und zu trinken.
- Für den Fall, dass Sie auswärts essen: Esssünden lassen sich nicht immer verhindern, und dazu besteht auch kein Grund. Schließlich leiden Sie nicht an einer Krankheit, die Ihnen bei Diätfehlern irreparable Schäden zufügt. Geselliges Beisammensein und Abwechslung steigern die Lebensfreude und sind deshalb wichtig für unsere Gesundheit. Finden Sie einen Mittelweg zwischen Genuss und den Beeinträchtigungen, die Sie durch ungünstige Ernährung erleiden. Oft hilft es, vor dem Ausgehen einen Snack zu sich zu nehmen oder bei privaten Einladungen eine Kleinigkeit mitzubringen, die vielleicht sogar allen schmeckt.
- Nehmen Sie lieber eine eigene Mahlzeit mit an Ihren Arbeitsplatz, als sich regelmäßig nach Kantinenessen unwohl zu fühlen.

Feste Essenszeiten sind wohltuend

Es hat sich viel geändert in den letzten 100 Jahren: Wir essen öfter, mehr, fettreicher und schneller. Daran hat sich unser Verdauungstrakt jedoch noch nicht gewöhnt. Und überall lockt die Versuchung: Snacks, Fastfood und Fertiggerichte machen uns nur auf den ersten Blick das Leben leicht. Wir können essen, wann immer wir Lust dazu verspüren. In Wirklichkeit benötigt ein empfindlicher Verdauungstrakt jedoch einen gleichbleibenden Rhythmus, um störungsfrei arbeiten zu können.

Wer große Mengen an Speisen und Getränken zu ungewöhnlichen Zeiten verzehrt, der spürt es schnell: Krämpfe, Unruhe, durchfallartige Störungen oder Verstopfung sind oft die Folge. Eine unpassende Mahlzeit zur falschen Zeit kann einem Reizdarmpatienten tagelanges Unbehagen bescheren. Versuchen Sie daher, feste Essenszeiten einzuhalten. Überfordern Sie Ihren Körper nicht mit schweren Mahlzeiten zu ungewohnter Stunde. Finden Sie Ihren ganz persönlichen Mahlzeitenrhythmus heraus und versuchen Sie, sich so oft wie möglich daran zu halten.

Verdauung braucht Muße

Unser Verdauungstrakt ist ein stark beanspruchtes Organsystem. Er vollbringt wahre Höchstleistungen, um dem Körper täglich lebenswichtige Nährstoffe zuzuführen. Seine Muskulatur arbeitet auf Hochtouren, solange wir wach sind. Daher benötigt das Verdauungssystem, wie unser restlicher Körper, ausreichende Ruhephasen zur Erholung.

Sorgen Sie in jeder Nacht für einen ungestörten und erholsamen Schlaf. Je früher der Verdauungstrakt sich auf die Nachtruhe einstellen kann, umso besser für ihn und für Sie. Überfordern Sie Magen und Darm nicht dadurch, dass Sie am Abend schwer essen oder viel trinken. Und richten Sie Ihr Schlafzimmer so ein, dass Sie ohne störende Geräusche und bei angenehmer Temperatur sanft einschlummern können.

Ein Mittagschlaf ist ebenfalls äußerst erholsam – gönnen Sie sich ein Nickerchen, falls Sie die Möglichkeit dazu haben. Bereits fünfzehn bis dreißig Minuten sind ausreichend, damit sich der Körper erholen kann. Eine Entspannungsübung aus dem Autogenen Training oder Selbsthypnose erfüllen übrigens den gleichen Zweck, und Sie können mit neuem Elan in die zweite Tageshälfte durchstarten.

TIPP

Erholsamer und ausreichender Schlaf kommt nicht nur Ihrem Verdauungssystem zugute. Er bewirkt darüber hinaus, dass Sie leistungsfähiger und weniger anfällig für Krankheiten sind.

GU-ERFOLGSTIPP DEN STOFFWECHSEL ANREGEN

Mit einem feuchtwarmen Wickel fördern Sie die Durchblutung der Leber, die für Entgiftung und Fettstoffwechsel zuständig ist. Umwickeln Sie dafür eine heiße Wärmflasche mit einem feuchten Tuch und legen Sie sich bequem auf den Rücken. Geben Sie den Wickel auf den rechten Oberbauch unterhalb des rechten Rippenbogens. Decken Sie sich gut zu und genießen Sie die wohltuende Wärme etwa eine Stunde lang. Wiederholen Sie den Leberwickel noch zwei- bis dreimal im Laufe der Woche.

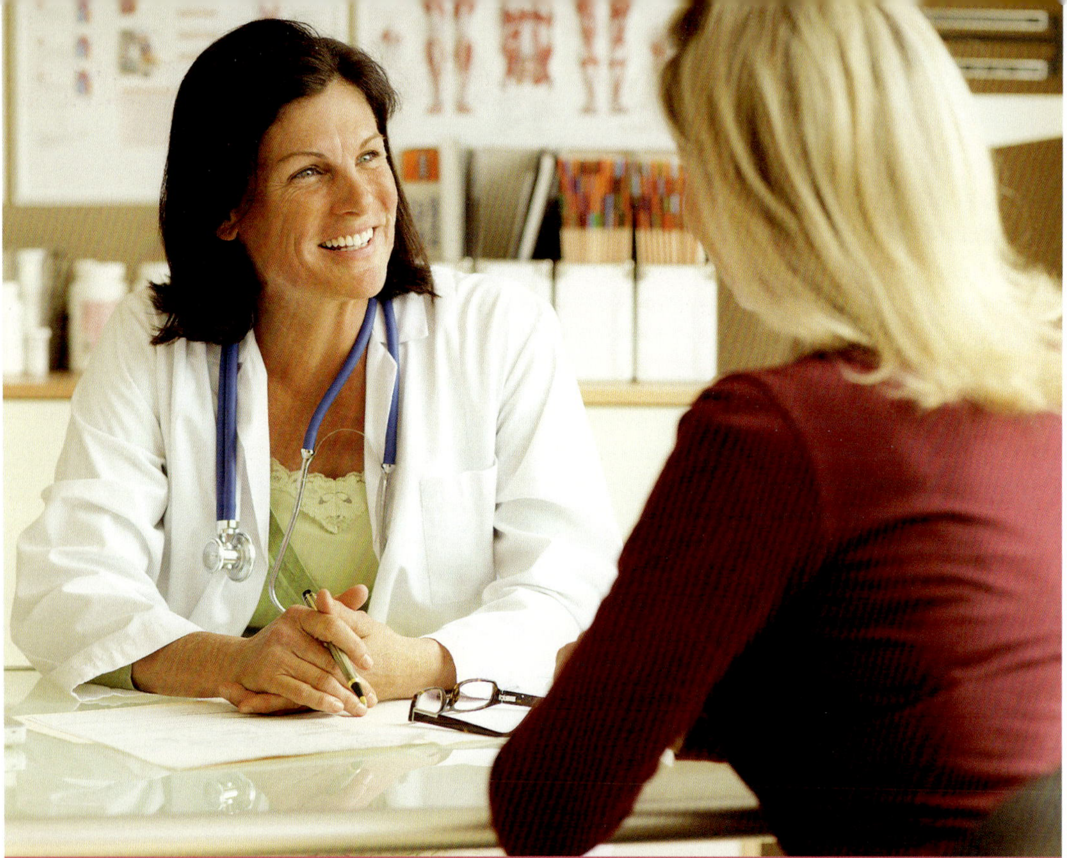

Zweite Säule: Arzneibehandlung

Eine unterstützende Behandlung mit Medikamenten ist die zweite Komponente zur Therapie des Reizdarmsyndroms. Die medizinische Forschung und die Pharmaindustrie haben sich in den letzten Jahren verstärkt dieser Krankheit zugewandt und auch bereits erste Erfolge erzielt. Doch noch ist das Zukunftsmusik.

Bevor Sie sich zu große Hoffnungen machen, sollte vorweg betont werden: Es existiert bis zum heutigen Tag nicht ein einziges Arzneimittel, das die Beschwerden einer funktionellen Störung vollständig beseitigt. Eine Heilung dieser Krankheit ist folglich zur Zeit nicht möglich – allerdings können Sie mit Medikamenten im Zusammenspiel mit den drei anderen Therapiesäulen den Heilungsprozess unterstützen und eine deutliche Linderung Ihrer Beschwerden erreichen.

Ob bei funktionellen Magen-Darm-Beschwerden eine medikamentöse Behandlung angezeigt ist oder nicht, ist unter Fachleuten recht umstritten. Es haben sich jedoch Behandlungsformen herauskristallisiert, die allgemein Anerkennung finden und deshalb zumindest als flankierende Maßnahme neben den drei weiteren Therapiesäulen als gerechtfertigt angesehen werden.

WICHTIG

Mit abgelaufenen Medikamenten sollten Sie nicht experimentieren. Und verwenden Sie keinesfalls Arzneien, die einer anderen Person verschrieben wurden.

Medikamente – so vielfältig wie die Symptome

Da das Reizdarmsyndrom ein sehr unklares Krankheitsbild ist, bei dem es vereinzelt sogar zu ungeklärten Spontanheilungen kommt, werden hier auch Therapiekonzepte vorgestellt, die wissenschaftlich zwar weniger belegt sind, dafür aber einigen Betroffenen zur Heilung verholfen haben.

Studien zur Reizdarm-Pharmakotherapie sind oftmals widersprüchlich und aufgrund kleiner Fallzahlen wenig aussagekräftig. Herausgestrichen werden in vielen Untersuchungen das uneinheitliche Patientenverhalten und die hohe Ansprechrate auf Plazebos, also auf Scheinmedikamente, deren Nutzen sich lediglich auf eine psychologische Wirkung beschränkt. Begründet wird die hohe Plazeboansprechrate auch mit der deutlich größeren Zuwendung, welche die Testpatienten durch die untersuchenden Ärzte erfahren. Doch obwohl eine medikamentöse Behandlung mit einem Scheinmedikament beim Einzelnen die Beschwerden deutlich lindern kann, ist es Ärzten nicht erlaubt, Plazebopräparate bewusst als Medikamente einzusetzen.

Der Einsatz von Medikamenten sollte sich immer an den im Einzelfall dominanten Symptomen orientieren. Dies stellt den Betroffenen und/oder den behandelnden Arzt besonders dann vor ein großes Problem, wenn zwei an sich gegensätzliche Beschwerden im Wechsel auftreten. Gerade in solchen Fällen ist die aktive Mitarbeit des Patienten in hohem Maß gefordert.

PILZE IM DARM

Häufig werden Pilze wie Candida albicans als Auslöser von diversen Magen-Darm-Beschwerden genannt. Passend dazu wird eine »Anti-Pilz-Diät« empfohlen. Allerdings gibt es keinerlei Belege, dass diese Pilzbesiedelung einen Reizdarm verursachen oder eine entsprechende Diät die Beschwerden lindern könnte.

TIPP
Nahrungsmittelunverträglichkeiten können Sie durch gezielte Ernährung und gelegentliche Enzymersatztherapie in den Griff bekommen. In der Apotheke oder im Internet erhalten Sie rezeptfrei Laktase- (bei Laktose-Intoleranz) sowie DAO-Enzyme (bei Histamin-Intoleranz).

Ein Anspruch auf Vollständigkeit und Richtigkeit der hier genannten Therapien kann allerdings nicht erhoben werden, denn zu unterschiedlich und teils widersprüchlich ist das zugrunde liegende Datenmaterial – und darüber hinaus zu unberechenbar die Reaktion des Einzelnen auf vermeintlich angezeigte Arzneien.

Medikamente gegen Reizmagenbeschwerden

Eine Langzeittherapie mit Medikamenten ist bei Beschwerden des Reizmagens weder sinnvoll noch nützlich. Allerdings können durchaus einige Arzneimittel zur Linderung in besonders beschwerdereichen Zeiten empfohlen werden.
Beim Reizmagensyndrom unterscheidet man zwischen säuretypischen Beschwerden sowie Beschwerden, die durch Bewegungsstörungen ausgelöst werden.

Säuretypische Beschwerden

- **Symptome:** Oberbauchschmerzen, Sodbrennen und saures Aufstoßen.
- **Medikamente:** Da die Beschwerden auf eine Überproduktion von Magensäure zurückzuführen sind, kommen hier säurebindende und säurehemmende Arzneien zum Einsatz – Antazida und Protonenpumpenblocker.

Säurebindende Medikamente, Antazida, wirken einer Übersäuerung des Magens entgegen, indem sie überschüssige Magensäure binden und damit neutralisieren. Diese Therapie ist rein symptomatisch: Nicht die Ursache, sondern die Auswirkungen der vermehrten Säureproduktion werden behandelt. Antazida sind rezeptfrei und gehören zu den bekanntesten Magen-Darm-Präparaten.
Mit säurehemmenden Mitteln, den sogenannten Protonenpumpenblockern, kann man die Produktion von Magensäure für einen bestimmten Zeitraum, zum Beispiel für vierundzwanzig Stunden, vollständig unterbinden. Diese Arzneien sind rezeptpflichtig und sollten wegen ihrer Nebenwirkungen keinesfalls bedenkenlos angewendet werden. Versuchen Sie zunächst eine Therapie mit den kaum belastenden Antazida und greifen Sie erst nach Rücksprache mit Ihrem Arzt auf säurehemmende Präparate zurück.

Durch Bewegungsstörungen verursachte Beschwerden

- **Symptome:** Druck- und Völlegefühl, Übelkeit, nichtsaures Aufstoßen und frühes Sättigungsgefühl.
- **Medikamente:** Gegen motorisch bedingte Magenstörungen werden Prokinetika empfohlen.

Nachdem vor einigen Jahren die Zulassung eines bekannten und bislang geschätzten Wirkstoffs aus dieser Gruppe (Cisaprid) vom Bundesinstitut für Arzneimittel und Medizinprodukte wegen schwerer Nebenwirkungen zurückgezogen wurde, stehen noch zwei Alternativen zur Verfügung: Metoclopramid und Domperidon. Beide Präparate beschleunigen die Magenentleerung und wirken vor allem Völlegefühl entgegen. Sie sind in Kapsel-, Tabletten- oder Tropfenform erhältlich. Da sie rezeptpflichtig sind, müssen sie von Ihrem Arzt verordnet werden.

Entscheiden Sie sich für einen Therapieversuch mit einem der genannten Präparate, so sollten Sie diese ausschließlich im Bedarfsfall und zunächst nur befristet für zwei bis vier Wochen einsetzen. Kommt es nach der Anwendung zu keiner Verbesserung der Beschwerden, so ist auch eine Therapie mit säurebindenden oder säurehemmenden Präparaten denkbar. Die Vorgehensweise sollten Sie jeweils gemeinsam mit Ihrem Arzt abstimmen.

DIE WAHL DES RICHTIGEN MEDIKAMENTS

Bevor Sie sich für ein Medikament entscheiden bzw. es weiter nehmen, sollten Sie die folgenden vier Kriterien sorgfältig prüfen. Eine Fehlmedikation ist nicht nur wirkungslos, sondern verschlechtert Ihre Beschwerden unter Umständen sogar oder – der schlimmste Fall – beschwört neue Beschwerden herauf.

- Die dominierenden Beschwerden: Welche Beeinträchtigungen stellen die größte Einschränkung Ihrer Lebensqualität dar?
- Die individuellen Erfahrungen: Sprechen Sie auf das Medikament an?
- Die individuelle Verträglichkeit: Verspüren Sie Nebenwirkungen, die womöglich den Nutzen verschleiern oder übersteigen?
- Die anerkannte Wirksamkeit eines Medikaments: Ist die Wirkung einer Arznei wissenschaftlich nachgewiesen, oder handelt es sich um ein Präparat, das in erster Linie denjenigen nutzt, die es herstellen oder verkaufen?

Medikamente gegen Reizdarmbeschwerden

Die Arzneimittelbehandlung funktioneller Darmstörungen richtet sich wie die des Reizmagens nach den dominanten Beschwerden. Dabei werden Beschwerden unterschieden, die vornehmlich entweder von Durchfall, Verstopfung, Schmerzen oder von Blähungen geprägt sind.

Durchfalldominante Beschwerden

- **Symptome:** Durchfall, durchfallartige Störungen, breiiger Stuhl und spontaner Stuhldrang
- **Medikamente:** Zwei Arzneimittelgruppen können Durchfall und durchfallartige Störungen sehr wirksam lindern – Quellmittel und Antidiarrhoika.

Quellmittel sind im engeren Sinne gar keine Medikamente, sondern sogenannte Diätetika. Sie bestehen aus natürlichen (zum Beispiel Flohsamen oder Karayagummi) oder aus synthetischen Fasern (zum Beispiel Polycarbophil oder Methylzellulose). Quellmittel sind ein Ersatz für ballaststoffreiche Nahrung. Sie können durch körpereigene Enzyme nicht aufgeschlossen und im Gegensatz zu Ballaststoffen im Dickdarm bakteriell kaum zersetzt werden, sodass die lästigen Nebenwirkungen, die durch größere Mengen an Ballaststoffen entstehen, nicht oder nur in seltenen Fällen auftreten. Quellmittel binden im Darm befindliches Wasser. Sie können sowohl bei Durchfall als auch bei Verstopfung lindernd wirken. Es kann aber auch – je nach Verträglichkeit – das Gegenteil eintreten.

Um ein Verkleben der Quellmittel in der Speiseröhre oder im Darm zu vermeiden, was sogar zum Darmverschluss führen kann, sollten sie unbedingt mit sehr viel Flüssigkeit eingenommen werden. Da Quellmittel fast keine Nebenwirkungen haben und bei funktionellen Magen-Darm-Beschwerden eine hohe Wirk-

GU-ERFOLGSTIPP

ERSTE HILFE BEI DURCHFALL

Bei starkem und länger anhaltendem Durchfall besteht die Gefahr eines Flüssigkeits- und Elektrolytmangels. Trinken Sie deshalb täglich bis zu vier Liter Kräutertee und Mineralwasser oder mit Mineralwasser verdünnte Fruchtsäfte. Oder greifen Sie auf Elektrolytmischungen aus der Apotheke zurück. Sie enthalten Mineralsalze und Zucker und gleichen die starken Flüssigkeitsverluste sehr rasch aus. Bessern sich die Beschwerden jedoch nach drei Tagen nicht, sollten Sie unbedingt einen Arzt aufsuchen.

samkeit besitzen, ist es ratsam, sie vor chemischen Arzneimitteln auszuprobieren. Quellmittel erhalten Sie in Apotheken, Reformhäusern und Bioläden.
Wurde mit Quellmitteln keine Besserung erzielt, kann man Antidiarrhoika einsetzen. Sie verlangsamen die Darmtätigkeit und bringen auf diese Weise Ruhe in den unteren Verdauungstrakt. Wasser kann dadurch verstärkt aus dem Darm in den Körper aufgenommen werden, und der Durchfall kommt zum Erliegen. Bei der Behandlung eines Reizdarmsyndroms hat sich der Wirkstoff Loperamid als sehr nützlich erwiesen. Präparate dieses Typs sind teilweise rezeptfrei erhältlich und können in geringen Dosen für kurze Zeit eingenommen werden. Vor allem Patienten, die häufig von überraschendem Stuhldrang geplagt werden, gewinnen durch diese Mittel eine größere Sicherheit im Alltag und verbessern ihre Lebensqualität.

Durch Verstopfung bedingte Beschwerden

- **Symptome:** Völlegefühl und Verstopfung
- **Medikamente:** Chronische oder regelmäßig wiederkehrende Verstopfungen werden mit Quellmitteln und Abführmitteln, sogenannten Laxanzien, behandelt.

Quellmittel spielen nicht nur bei der Behandlung von Durchfall, sondern auch bei der von Verstopfung eine Rolle – wenn auch nur eine untergeordnete. Sie sollten die sanften Faserstoffe aber in jedem Fall als Erstes ausprobieren.
Abführmittel werden dann eingesetzt, wenn Quellmittel keine Besserung herbeiführen konnten. Bevorzugen Sie dabei Arzneien, die wasserbindend wirken. Durch diese Eigenschaft wird die eigentliche Arbeit des Dickdarms, nämlich Wasser abzugeben und den Nahrungsrest einzudicken, umgekehrt. Dadurch kommt es zu einer natürlichen Erleichterung der Verdauungstätigkeit. Sie sollten bei dieser Therapie unbedingt viel trinken, weil die Gefahr eines Flüssigkeitsverlusts besteht.
Abführmittel sind teilweise frei verkäuflich. Sie eignen sich jedoch nicht zum dauerhaften Gebrauch und sollten daher nur von Fall zu Fall eingesetzt werden.

TIPP
Helfen Sie Ihrem Darm bei Verstopfung mit den bewährten Hausmitteln Trockenpflaumen, getrockneten Feigen oder Sauerkraut (auch als Saft) auf die Sprünge. Und vergessen Sie dabei nicht, reichlich zu trinken.

Schmerzdominante Beschwerden

- **Symptome:** krampfartige, teils heftige Schmerzen, chronische, dumpfe Schmerzen und Schmerzen in Verbindung mit spontanem Stuhldrang
- **Medikamente:** Bei Schmerzen kommen zwei unterschiedliche Substanzen infrage – Spasmolytika und Psychopharmaka.

Spasmolytika sind krampflösende Mittel, die auf die glatte Muskulatur verschiedener Körperregionen eine entspannende Wirkung haben. Für die Therapie eines Reizdarmsyndroms sind speziell auf den Verdauungstrakt wirkende Spasmolytika geeignet. Vor allem Präparate mit dem Wirkstoff Mebeverin sind empfehlenswert, da dieser eine besonders günstige Wirkung auf den Dickdarm hat. Bei vielen Betroffenen lassen sich damit krampfartige Schmerzen merklich reduzieren. Die Verwendung von Spasmolytika sollte sich aber auf kurze Zeiträume beschränken, eine längere Anwendung ist in der Regel durch einen raschen Wirkungsverlust gekennzeichnet. Spasmolytika müssen Ihnen vom Arzt verordnet werden, sie sind rezeptpflichtig.

Psychopharmaka können auf den Grad und den Verlauf von Reizdarmbeschwerden teilweise Einfluss nehmen. Neben der psychischen Wirkung haben sie auch einen schmerzlindernden Effekt. Einzelne Gruppen dieser Arzneien üben zudem einen stuhlregulierenden Einfluss aus. Dieser sollte aber niemals der alleinige Anlass zum Einsatz von Psychopharmaka sein. Oder anders ausgedrückt: Die Verwendung von Psychopharmaka kommt im Rahmen einer Reizdarmtherapie nur dann in Betracht, wenn deutlich erkennbare Angst- oder Zwangsstörungen und/oder Depressionen vorliegen und diese Erkrankungen als Mitauslöser oder Verstärker der Beschwerden eindeutig diagnostiziert werden können.

Eine Therapie mit Psychopharmaka sollten Sie ausschließlich in Zusammenarbeit mit einem psychiatrisch oder psychotherapeutisch geschulten Arzt ins Auge fassen – und auch dann nur begrenzte Zeit und als begleitende Maßnahme.

Zur Behandlung leichter Stimmungstrübungen gibt es eine Gruppe psychisch wirksamer Arzneien, die auch ohne ärztlichen Rat genommen werden können. Es handelt sich dabei um pflanz-

TIPP

Auch frei verkäufliche Arzneien und Naturheilmittel dürfen nicht dauerhaft ohne ärztlichen Rat eingenommen werden. Denn falls die bekämpften Symptome auf ernsthafte Erkrankungen hinweisen, könnten sie übersehen werden.

liche Präparate wie zum Beispiel Johanniskraut. Aufgrund ihrer angstlösenden und antidepressiven Wirkung können sie Betroffenen oftmals Linderung verschaffen. Auch wenn diese Präparate lediglich pflanzliche Wirkstoffe haben, können sie doch Nebenwirkungen hervorrufen. Deshalb dürfen Sie sie keineswegs bedenkenlos einnehmen.

Durch Blähungen verursachte Beschwerden

- **Symptome:** Blähbauch (Meteorismus), Völlegefühl und Blähungen, ernährungsbedingte Verdauungsstörungen
- **Medikamente:** Durch Darmgase verursachte Bauchbeschwerden lassen sich mit Karminativa, Enzympräparaten sowie mit entschäumenden Arzneimitteln, die den Wirkstoff Dimeticon enthalten, lindern.

Das erste Mittel der Wahl bei gasbedingten Beschwerden sind Karminativa. Diese pflanzlichen Mittel aus Anis, Kümmel, Fenchel oder Kamille enthalten ätherische Öle und wirken im Darm blähungstreibend, krampflösend und verdauungsfördernd. Sie sind frei erhältlich.

Arzneien mit dem Wirkstoff Dimeticon lassen die schleimumhüllten Gasbläschen im Darm zerfallen, sodass die Gase entweichen können. Die Wirkung dieser Mittel ist allerdings relativ schwach. Dimeticon-Präparate sind als Kautabletten, zum Lutschen oder als Tropfen meist rezeptfrei erhältlich.

Wo Gase entstehen, sind meistens auch Unverträglichkeitsreaktionen gegenüber bestimmten Nahrungsmittelbestandteilen im Spiel. Wie Sie wissen, ist in der Regel ein Enzymdefekt dafür verantwortlich. Und dieser lässt sich – zumindest teilweise – durch Enzympräparate ausgleichen. Bei einer Milchzuckerunverträglichkeit kann das fehlende Enzym Laktase auch eingenommen werden. Präparate, die Pepsin oder Salzsäure enthalten, haben jedoch keinen therapeutischen Nutzen bei Laktose-Intoleranz. Auch bei Histamin-Intoleranz kann das fehlende Enzym Diaminoxidase (DAO) in Kapselform zugeführt werden. Ein Präparat, das die unzureichende Verdauung von Fruchtzucker verbessert, existiert derzeit leider nicht.

TIPP

Gasbedingte Beschwerden können Sie mit natürlichen Heilmitteln lindern: Pfefferminzöl, japanisches Heilpflanzenöl sowie Extrakte aus der bitteren Schleifenblume (Iberis amara) wirken entspannend und wohltuend auf den Darm. Auch Heilkräuter der Traditionellen Chinesischen Medizin (TCM) können bei Reizdarmsymptomen schnell Linderung verschaffen.

LANGLEBIGE BULGAREN

Milchsäurebakterien stärken die natürlichen Abwehrkräfte des Körpers und bekämpfen Krankheitserreger im Darm – das fand der russische Bakteriologe Ilja Metschnikoff bereits vor hundert Jahren heraus. Er erkannte den Zusammenhang zwischen der hohen Lebenserwartung bulgarischer Bauern und ihrem Joghurtkonsum. Dafür erhielt er 1908 den Nobelpreis.

In aller Munde: Pro- und Präbiotika

Der Aufbau der Darmflora mithilfe von Probiotika und Präbiotika ist ein viel diskutiertes Thema. Der Darmflora werden schon seit langer Zeit zahlreiche gesundheitliche Wirkungen zugeschrieben. In den letzten Jahren konnten viele davon durch Studien belegt werden. Das gilt insbesondere für die Auswirkungen einer gesunden Darmflora auf die Verdauung.

Was sind eigentlich Pro- und Präbiotika?

Probiotika sind lebensfähige Mikroorganismen, die einen gesundheitsfördernden Einfluss auf ihren Wirt haben. Probiotika nisten sich im Dickdarm ein und werden auch als »gute« Darmbakterien bezeichnet. Die bekanntesten Vertreter sind Milchsäurebakterien wie Lactobacillus acidophilus sowie Bifidobakterien.
Von Probiotika abzugrenzen sind Präbiotika (auch: Prebiotika), die den Probiotika als Nahrungsgrundlage dienen und deshalb, wenn sie reichlich vorhanden sind, einen günstigen Einfluss auf die Vermehrung der »guten« Darmbakterien haben.
Präbiotika sind unverdauliche Kohlenhydrate, die natürlich in Chicorée, Artischocken, Schwarzwurzeln und Topinambur vorkommen. Sie werden aber auch industriell hergestellt. Da Präbiotika von den Verdauungssäften nicht aufgeschlossen werden können, kommen sie den Probiotika im Dickdarm zugute. Werden Pro- und Präbiotika in einem Präparat vereint angeboten, so bezeichnet man es als Synbiotikum.

Wie wirken Pro- und Präbiotika?

Damit Probiotika ihre Wirkung im Darm entfalten können, müssen sie zunächst lebend, in ausreichender Zahl und regelmäßig in den Darm gelangen. Man schätzt, dass mindestens hundert Millionen bis eine Milliarde Bakterien pro Tag aufgenommen werden müssen, um einen positiven Effekt auf die Darmflora auszuüben. Da die Bakterien nur wenige Tage bis Wochen im Darm überleben, sollten sie regelmäßig zugeführt werden. Dies kann als Zugabe in der Nahrung, etwa in Joghurts, oder in Form von Arzneimitteln erfolgen.

Pro- und Präbiotika schaffen ein gutes Klima im Darm, indem sie krank machende Bakterien unterdrücken und deren Wachstum hemmen. Da sie antimikrobielle Substanzen abgeben, vermindern sie bakteriell bedingte Durchfallerkrankungen. Außerdem reduzieren sie die Konzentration toxischer Substanzen im Darm, wodurch sie möglicherweise sogar vor Krebs schützen.

Die Darmflora, in der sich siebzig Prozent der Abwehrzellen unseres Körpers befinden, ist ein wichtiger Bestandteil unseres Immunsystems. Probiotika üben einen stimulierenden Effekt aus und regen damit die Immunabwehr unseres Körpers an.

Probiotika bei Nahrungsmittel-Intoleranzen

Eine ausgewogene Darmflora fördert die Verdauung von Laktose, Fruktose und Histamin. Die regelmäßige Einnahme von Probiotika lindert nachweislich die Beschwerden bei Laktose-, Fruktose- und Histamin-Intoleranz. Probiotische Mittel erhalten Sie rezeptfrei in der Apotheke oder im Internet.

WUNDERWERK DARM

Im Laufe unseres Lebens passieren den Darm 50 000 Liter Flüssigkeit, 30 Tonnen Speisen und kiloweise Bakterien, Erreger und Schadstoffe. Der Darm trennt Brauchbares von Unbrauchbarem und seine Flora zersetzt die Abfallstoffe vor ihrer Entsorgung.

Nicht mehr Medikamente als nötig

Es liegt auf der Hand: Wer unter einem Reizdarmsyndrom leidet, besitzt einen besonders sensiblen Verdauungstrakt. Chemische Arzneimittel stellen für Betroffene daher eine besondere Gefahrenquelle dar, denn häufig betreffen die möglichen Nebenwirkungen auch den Magen-Darm-Trakt. Aber wer liest schon einen nicht enden wollenden Beipackzettel? Schmerzmittel, die bei Kopf- und Gliederschmerzen oft bedenkenlos eingenommen werden, können bereits im Magen erhebliche Schäden hervorrufen. Doch einen direkten Zusammenhang erkennt man nur schwer. Schmerzpatienten und Rheumageplagte sollten daher unbedingt ihren Arzt auf die vorhandene Reizdarmproblematik ansprechen. Abführmittel und Medikamente gegen Durchfall können bei längerer Einnahme den Darm in seiner Tätigkeit nachhaltig beeinflussen und so zur Abhängigkeit führen. Auch ihr Einsatz sollte daher auf ein Minimum begrenzt werden.

Setzen Sie jedoch nie ohne Rücksprache mit Ihrem Arzt ein Medikament ab. Prüfen Sie bitte gemeinsam, ob es Alternativen gibt.

TIPP
Wenn Sie aus gutem Grund ein Antibiotikum verordnet bekommen, sollten Sie es auch konsequent einnehmen. Setzen Sie es keinesfalls vorzeitig ab, selbst wenn Sie sich bereits viel besser fühlen. Einige der unerwünschten Bakterien könnten sonst überleben, und Sie erleiden schon sehr bald einen Rückfall.

Achtung: Antibiotika

Ein hartnäckiger Infekt, und schon wird der Rezeptblock gezückt: Es ist mittlerweile bekannt, dass Antibiotika viel zu häufig verschrieben werden. Nicht selten sogar, wenn Viren im Spiel sind, gegen die Antibiotika überhaupt nichts ausrichten können.
Überlegen Sie: Wann haben Sie zum letzten Mal Antibiotika eingenommen? Antibiotika dezimieren die Keime im Körper und unterstützen ihn so im Kampf gegen bakterielle Infektionen. Leider zerstören sie auch den für die Verdauung so wichtigen Bakterienteppich in der menschlichen Darmflora. Als Folge treten Verdauungsstörungen wie Durchfall, Bauchkrämpfe und Blähungen auf. Der Wiederaufbau der Darmflora kann sich über Wochen oder sogar Monate hinziehen und ist häufig nur mit Unterstützung probiotischer Präparate erfolgreich.
In der Zwischenzeit kann sich ein Reizdarmsyndrom einschleichen oder – bei bereits Erkrankten – dauerhaft verfestigen. Verwenden Sie Antibiotika daher wirklich nur, wenn es keine andere Möglichkeit zum Auskurieren einer Infektion zu geben scheint. Sprechen Sie den Arzt, der Ihnen Antibiotika verschreibt, auf Ihre Reizdarmproblematik an. Und nehmen Sie nach einer Antibiotikabehandlung ein probiotisches Bakterienpräparat zum Aufbau der Darmflora, um die Dezimierung gesunder Darmbakterien zumindest abzuschwächen.

Medikamentöse Therapien in der Zukunft

Wie schon erwähnt, existieren zur Behandlung des Reizdarms derzeit nur Arzneien, die symptomatisch gegen einzelne Beschwerden wirken. Benötigt werden jedoch Substanzen mit deutlich erweitertem Wirkspektrum. Da sich die medizinische Forschung und mit ihr auch die Pharmaindustrie in den letzten Jahren verstärkt den medikamentösen Behandlungsmöglichkeiten des Reizdarms zuwandte, haben sich auf diesem Gebiet auch erste Erfolge eingestellt.
Besonders interessant und verheißungsvoll klingen in diesem Zusammenhang Forschungsansätze, nach denen die Schmerzempfindlichkeit der Eingeweide, vor allem des Magen-Darm-Trakts,

nachhaltig gesenkt werden kann. In diesem Zusammenhang wurden zwei Medikamente entwickelt, die sich allerdings zur Zeit noch im Teststadium befinden:
Die erste dieser Arzneien beinhaltet den Wirkstoff Alosetron, der eine beschleunigte Verdauungsbewegung des Dick- oder Dünndarms verlangsamt. Dadurch können Bauchschmerzen, Stuhldrang und Stuhlhäufigkeit deutlich verringert werden.
Aus bisher unbekannten Gründen entfaltet Alosetron seine Wirkung ausschließlich bei weiblichen Patienten. Nachdem von vereinzelten, aber schwer wiegenden Nebenwirkungen berichtet wurde, zog man das Medikament nach nur wenigen Monaten wieder vom Markt zurück. Es bleibt abzuwarten, ob eine modifizierte Form von Alosetron in den nächsten Jahren bei Reizdarmbeschwerden gezielt Anwendung finden wird.
Gute Hoffnungen, als erster Wirkstoff dauerhaft gegen das Reizdarmsyndrom eingesetzt zu werden, hat eine Substanz mit dem Namen Tegaserod. Eine 2003 durchgeführte Studie im asiatisch-pazifischen Raum mit 520 Patienten zeigte, dass Tegaserod Bauchbeschwerden, Völlegefühl und Verstopfung bei Patienten mit Reizdarmsyndrom wirksam lindert. Eine zwölfwöchige Therapie kann den Stuhl regulieren beziehungsweise lockern, die Stuhlhäufigkeit erhöhen und Blähungen reduzieren. Zwar tritt dabei häufiger Durchfall auf, dieser ist aber im Allgemeinen schwach und verschwindet typischerweise mit fortdauernder Behandlung. Das Mittel ist in den USA bereits zugelassen und für die obstipationsbetonte Verlaufsform des Reizdarmsyndroms gedacht.
Der Verkauf von Tegaserod wurde vor Kurzem jedoch vorübergehend gestoppt. Aktuelle Studien, die auf ein erhöhtes Risiko von Herz-Kreislauf-Komplikationen schließen lassen, waren der Grund dafür. Zur Zeit werden die Methoden und Ergebnisse dieser Untersuchungen überprüft. Die Zulassung für den europäischen Markt ist dennoch bereits beantragt.
Auch wenn die derzeitigen Behandlungsmöglichkeiten funktioneller Störungen auf die meisten Betroffenen nicht besonders vielversprechend wirken, so ist es dennoch beruhigend zu wissen, dass aktiv an diesem Themenkomplex geforscht wird.

ARZNEI AUS DEM AUSLAND

Arzneimittel ohne deutsche Zulassung oder Registrierung aus dem Ausland nach Deutschland zu holen ist nach § 73 des Arzneimittelgesetzes verboten. Kommen Sie also bitte nicht in Versuchung, entsprechende Medikamente aus dem Ausland zu beziehen oder sich auf Reisen damit einzudecken.

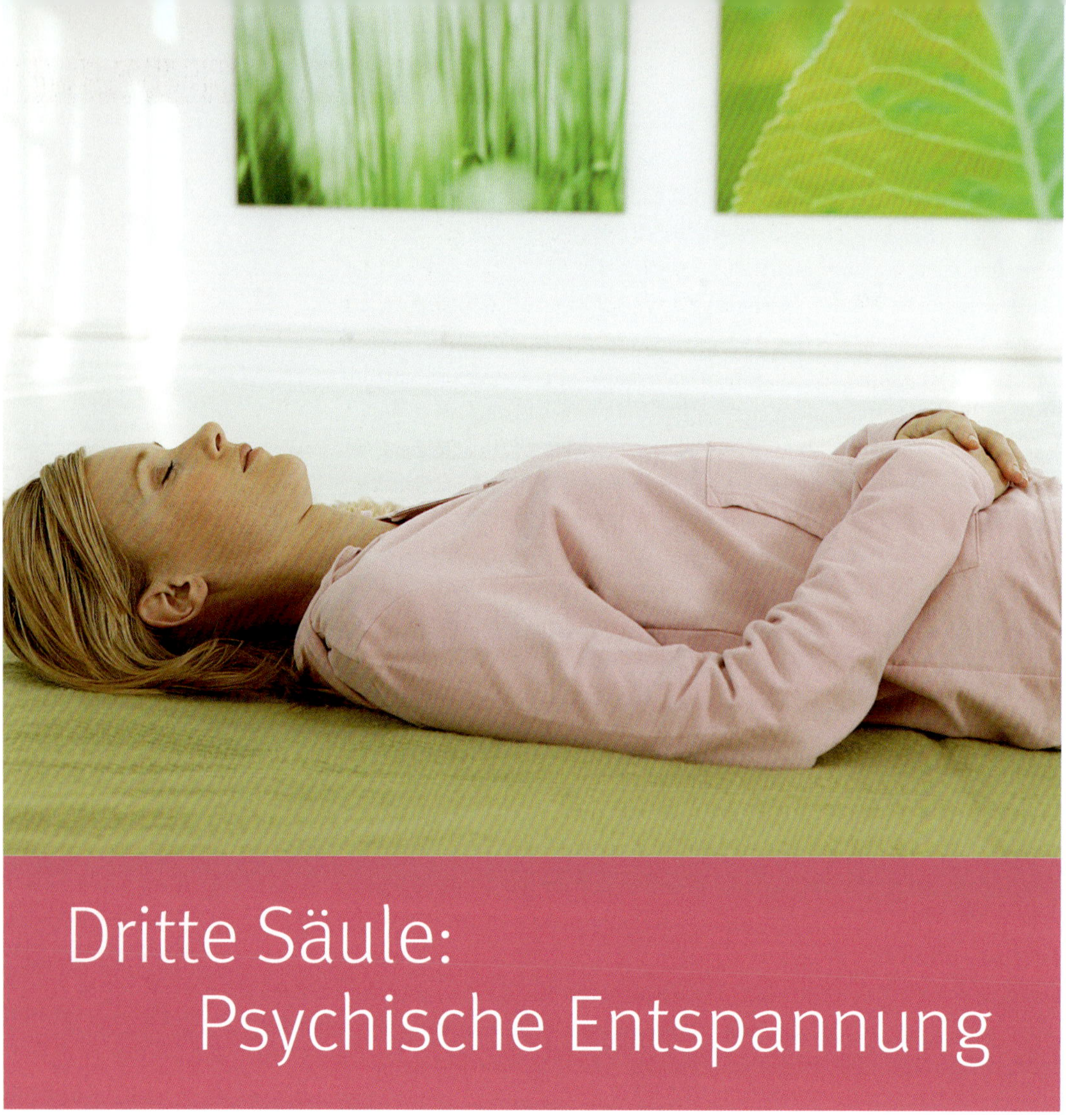

Dritte Säule: Psychische Entspannung

Funktionelle Störungen und psychische Probleme gehörten für viele Ärzte bis vor wenigen Jahren zusammen. Auch heute noch ist es leider vielfach üblich, Patienten ausschließlich aufgrund der Diagnose Reizdarm die Empfehlung zu einer Psychotherapie zu geben. Dass dieser gut gemeinte Ratschlag fatale Folgen haben kann, wenn zuvor nicht alle anderen möglichen Auslöser abgeklärt worden sind, wissen Sie bereits. Es ist aber auch nicht von der Hand zu weisen, dass seelische Komponenten sowohl bei der

Krankheitsentstehung als auch bei deren Chronifizierung in manchen Fällen eine tragende Rolle spielen können. Aus diesem Grund sollten Sie einen möglichen Einfluss psychischer Faktoren bei der Entlarvung Ihrer Reizdarmauslöser unbedingt überprüfen. Eine psychische Beteiligung kategorisch abzulehnen wäre genauso falsch wie das Gegenteil, nämlich sie ungeprüft vorauszusetzen.

Psychotherapeutische Unterstützung

Reizdarmpatienten zeigen statistisch in höherem Maße psychische Auffälligkeiten oder Störungen als die Durchschnittsbevölkerung. Trotzdem reagieren gerade sie häufig unwillig oder ablehnend auf den Rat, sich einer psychosomatischen Abklärung zu unterziehen. Verschiedene Gründe sprechen aber dafür, sich einer solchen Untersuchung zu stellen, insbesondere wenn nach einem drei- bis sechsmonatigen Therapieversuch mit Ernährungsumstellung und medikamentöser Unterstützung keine nennenswerte Besserung zu spüren ist.

Es ist erwiesen, dass seelische Faktoren das Krankheitsbild in besonderem Maße beeinflussen. Außerdem gehen funktionelle Magen-Darm-Störungen häufig mit krankheitsbedingten Ängsten und Belastungen einher. Und nicht zuletzt besteht die Möglichkeit, dass tatsächlich eine schwer wiegende psychische Erkrankung vorliegt, deren Erscheinungsbild sich hinter einer Reizdarmsymptomatik versteckt oder mit ihr einhergeht.

Ob die Psychotherapie bei einem Reizdarm wirklich helfen kann, wird in Untersuchungen unterschiedlich bewertet. Es zeichnet sich allerdings ab, dass besonders diejenigen Betroffenen von psychotherapeutischen Maßnahmen profitieren, bei denen Durchfall und durchfallartige Störungen sowie ein reizbarer Magen den Schwerpunkt der Beschwerden bilden. Bei Patienten, die hauptsächlich unter Verstopfung leiden, ist der Therapieerfolg merklich geringer. Und Beeinträchtigungen, die durch krampfartige Schmerzen entstehen, lassen sich vermutlich durch ausschließlich psychotherapeutischen Beistand gar nicht kurieren. Neben der unzureichend belegten Wirksamkeit spricht auch der hohe Kostenaufwand gegen den generellen Einsatz einer Psychotherapie.

TIPP

Sorgen machen krank. Diese Weisheit gilt besonders für Reizdarmpatienten, da sie ihre negativen Emotionen somatisieren, also »verkörperlichen«. Finden Sie daher Strategien, um unnötige Sorgen abzustellen und Umstände, auf die Sie keinen Einfluss haben, als gegeben hinzunehmen.

TIPP
Ist eine funktionelle Störung durch einen Arzt diagnostiziert worden, so übernehmen die Krankenkassen die psychotherapeutischen Behandlungskosten.

Am erfolgreichsten sind therapeutische Methoden, die neben einer wirksamen Stressbewältigung die individuelle Fähigkeit fördern, belastende Situationen zu verarbeiten. Auch das Erkennen psychosozialer Faktoren und die anschließende Änderung ungünstiger Lebensumstände bewirkt in vielen Fällen eine Besserung. Nicht zuletzt ist es für den Patienten von Vorteil, ein größeres Selbstverständnis zu erlangen, seine Rolle in der Gesellschaft besser zu verstehen und sie gegebenenfalls neu zu bewerten. Gerade ängstliche und depressive Patienten scheinen von diesen Maßnahmen am stärksten zu profitieren, vorausgesetzt, sie sind motiviert und nehmen aktiv am Therapiegeschehen teil.

Die erste Anlaufstelle für psychotherapeutische Fragen ist Ihr Arzt. Seine Aufgabe ist es, nach der Diagnose Reizdarm mit Ihnen ein ausführliches Beratungsgespräch zu führen, das man als kleine Psychotherapie bezeichnet. Ist dies nicht der Fall, oder haben Sie kein Vertrauen zu Ihrem Arzt, so steht es Ihnen frei, sich direkt an einen Psychotherapeuten oder Psychologen zu wenden.

Das erste Gespräch – kleine Psychotherapie

Die kleine Psychotherapie ist nichts anderes als ein ausführliches Gespräch zwischen Ihnen und Ihrem Arzt. Ziel dieser Unterhaltung ist es, dass der Arzt Ihnen mit einfachen Worten das Wesen und die Bedeutung funktioneller Magen-Darm-Störungen erklärt, geeignete Behandlungsmöglichkeiten aufzeigt und dabei auf Ihre Fragen und Sorgen eingeht.

Auch wenn für dieses Gespräch genügend Zeit vorgesehen ist, liegt es auf der Hand, dass sämtliche Fragen und Sachverhalte, die das Reizdarmsyndrom und seine Therapie betreffen, im Trubel des ärztlichen Alltags unmöglich ausreichend geklärt werden können. Gelingt es dem behandelnden Arzt allerdings, den Patienten zur aktiven Mitarbeit bei der Suche nach seinen individuellen Reizdarmauslösern zu bewegen, so hat er den wichtigsten Teil seiner Arbeit bereits getan.

Anstatt nach Durchsicht der Unterlagen lapidar zu erklären, dass organisch nichts festzustellen sei, wird ein verantwortungsvoller Arzt den Patienten dazu anhalten, seine Beschwerden zu begreifen und zu akzeptieren. Allein die Zusicherung, dass keine schwerwiegende Krankheit, wie Krebs oder eine chronisch entzündliche Darmerkrankung, vorliegt, lässt bei vielen Sorgen und Ängste wie eine Seifenblase zerplatzen.

Optimal betreut sind Sie, wenn Ihr Arzt Sie über den Tag der Diagnosestellung hinaus führt und begleitet. Vertrauensvolle Gespräche in regelmäßigen Abständen sind eine unschätzbare Hilfestellung bei der Suche nach den möglichen Auslösern.

Falls Sie nicht das Glück haben, einen kompetenten ärztlichen Ansprechpartner an Ihrer Seite zu haben, der sich für seine Patienten Zeit nehmen kann oder will, dann sind Sie kein Einzelfall. Unser Gesundheitssystem lässt leider häufig keine intensivere Betreuung zu. Umso wichtiger ist es, dass Sie sich umfassend informieren und Ihre Therapie selbst in die Hand nehmen können.

Die klassische Psychotherapie

Zur Behandlung eines Reizdarmsydroms kommen hauptsächlich drei psychotherapeutische Verfahren in Frage: die analytische Psychotherapie, die tiefenpsychologisch fundierte Psychotherapie und die Verhaltenstherapie.

Bei der analytischen Psychotherapie werden unbewältigte, verdrängte Konflikte aus der Vergangenheit bewusst gemacht. Der Patient lernt die Zusammenhänge zwischen verdrängten Konflikten und aktuellen Belastungen verstehen und entwickelt Lösungsmöglichkeiten. Dieser Prozess bewirkt seelische Erleichterung und eine Veränderung der Persönlichkeitsstruktur. Die analytische Psychotherapie bietet sich an, falls die Ursache der Krankheit in der Vergangenheit des Reizdarmpatienten vermutet wird.

Auch bei der tiefenpsychologisch fundierten Psychotherapie wird von einem innerpsychischen Konflikt ausgegangen, dessen Ursachen in der Persönlichkeit oder in der Vergangenheit des Patienten gesucht werden. Im Gegensatz zur analytischen Psychotherapie steht aber die Gegenwart stärker im Vordergrund und die Therapiedauer ist wesentlich kürzer. Auch dieses Verfahren sucht die Krankheitsursache in frühen Erfahrungen des Reizdarmpatienten, nimmt aber mehr Bezug zur aktuellen Situation.

TIPP

»Ärger in sich hineinfressen« ist ein vermeidbarer Auslöser von Reizdarmbeschwerden. Klären Sie deshalb alle Umstände, die Sie wütend machen. Gehen Sie den Dingen auf den Grund und lassen Sie sich nicht alles gefallen. Sie werden staunen, wie befreiend es ist, richtig Dampf abzulassen.

Die Verhaltenstherapie hingegen ist rein handlungsorientiert. Nicht die Vergangenheit, sondern nur die Gegenwart wird betrachtet. Daraus resultierende Fragen wie »Warum habe ich im Augenblick diese Beschwerden?« oder »Was muss ich in meinem Denken, Handeln oder Fühlen ändern, um meine Probleme zu überwinden?« sind Gegenstand der Verhaltenstherapie. Gleichzeitig lernt der Patient neue Verhaltensweisen, die es ihm ermöglichen, im Alltag besser zu bestehen. Gerade für Menschen, die im Zuge von Depressionen, Angststörungen oder Zwängen ein Reizdarmsyndrom entwickelt haben, bietet sich die Verhaltenstherapie an.
Die Kosten für diese drei Therapieverfahren werden von den gesetzlichen Krankenkassen übernommen. Darüber hinaus bieten stationäre Einrichtungen weitere Therapien an. Auch stationäre Behandlungen werden meist von den Krankenkassen bezahlt.

Viele Entspannungsmethoden – ein Ziel

Als Ausgleich für die Reizdarmbeschwerden und die Hektik im Alltag braucht Ihr Körper besonders viel Entspannung. Lernen Sie zu relaxen, so bekommen Sie Stress in den Griff.
Prinzipiell können alle Verfahren, die einen entspannenden Effekt haben, zu einer Reduzierung von Reizdarmbeschwerden führen – vorausgesetzt Sie wenden sie regelmäßig an. Finden Sie heraus, welche Entspannungsmethode Ihnen am meisten liegt. Und wenn Sie mehrere gut finden – umso besser. Auch im Zusammenspiel können sie eine sehr wohltuende Wirkung entfalten.
Die konsequente Anwendung von Entspannungstechniken wird sich unweigerlich auf Ihre Lebensweise und Lebenseinstellung auswirken. Im Folgenden stellen wir Ihnen einige bewährte Methoden vor. Am besten fangen Sie gleich damit an!

GU-ERFOLGSTIPP

WÄRME HILFT IMMER

Mit Wärme können Sie sich und Ihren Bauch ganz einfach verwöhnen. Wärmflasche, Rotlichtstrahler, Fango oder Moorkissen wärmen sanft und erreichen auch tiefer gelegene Darmabschnitte. Alles wird besser durchblutet, der Stoffwechsel angeregt und das Verdauungssystem kann tief entspannen.

Autogenes Training

Der Ausdruck »autogen« bedeutet übersetzt so viel wie »selbsthervorgerufen«. Autogenes Training beruht auf der Erkenntnis, dass es möglich ist, sich so intensiv in einen Gefühlszustand hineinzuversetzen, dass die damit verbundenen körperlichen Reaktionen aktiviert werden. Diese Entspannungstechnik wurde in

den dreißiger Jahren des letzten Jahrhunderts von dem Berliner Psychiater Johannes Heinrich Schultz aus seinen Erfahrungen mit der Hypnose entwickelt.
Autogenes Training findet meist im Sitzen statt. Prinzipiell kann man jedoch in jeder Haltung trainieren, in der man seine Muskeln vollkommen entspannen kann. Der Übende leitet zunächst durch Muskelanspannung und Muskelentspannung sowie kontrolliertes Atmen einen tiefen Entspannungszustand ein. Hat er diesen erreicht, so suggeriert er sich mithilfe vorher festgelegter Sätze sein angestrebtes Empfinden. Wichtig dabei ist, und darin besteht ein wesentlicher Unterschied zur Hypnose, dass der Übende diese Sätze, auch Formeln genannt, selbst bestimmt. So wird eine Beeinflussung durch den Therapeuten ausgeschlossen.
Auch wenn Autogenes Training ohne Unterstützung von außen durchgeführt wird, ist es dennoch ratsam, sich zum Erlernen des Verfahrens an einen Therapeuten zu wenden oder sich einer Gruppe, zum Beispiel an einer Volkshochschule, anzuschließen.
Wenn Sie Autogenes Training regelmäßig anwenden, werden Sie mit hoher Wahrscheinlichkeit bereits nach wenigen Wochen eine spürbare Besserung Ihrer Reizdarmbeschwerden feststellen können – und das ohne jegliche Nebenwirkungen.

TIPP
Auch beim Sport profitieren Sie von den positiven Effekten des Autogenen Trainings: Innere Ausgeglichenheit führt zu höherer Leistungsfähigkeit sowie zu kürzeren Reaktionszeiten, etwa bei Ballsportarten.

Biofeedback

Die Anwendung von Biofeedback hat bei Reizdarmpatienten eine sehr hohe Erfolgsquote: Fünfundsiebzig Prozent berichten von einer Verminderung ihrer Schmerzen, Entkrampfung sowie einer Verkürzung der Durchfallepisoden.
Biofeedback ist eine Methode, die unbewusste Körperreaktionen, wie Atmung, Herzfrequenz, Blutdruck oder Muskelanspannung, mittels technischer Hilfsmittel in akustische oder optische Signale umsetzt. So kann man seine biologischen Reaktionen bewusst »erspüren«. Zu diesem Zweck werden an verschiedenen Stellen des Körpers elektronische Sensoren angebracht. Durch die Rückmeldung (Feedback) der Körperfunktionen kann man lernen, bislang unbewusste Vorgänge willentlich zu beeinflussen und damit gestörte vegetative Abläufe zu verändern.

Bereits nach wenigen Übungseinheiten können Sie ganz bewusst einen Entspannungszustand herbeiführen, der auf alle Körperregionen, und damit auch auf den Verdauungstrakt, beruhigend und entkrampfend wirkt.
Nach nur zehn bis fünfundzwanzig Sitzungen werden Sie auch ohne technische Unterstützung in der Lage sein, einen Teil Ihrer Körperfunktionen zu beeinflussen.

Funktionelle Entspannung

Besonders Menschen mit funktionellen Störungen des Verdauungstrakts profitieren von diesem Verfahren. Es handelt sich um eine tiefenpsychologisch fundierte Körperpsychotherapie, die von der Gymnastiklehrerin Marianne Fuchs in den vierziger Jahren des letzten Jahrhunderts entwickelt wurde.
Bewusstes Atmen bei gleichzeitiger Bewegung einzelner Gelenke durch den behandelnden Therapeuten löst Prozesse auf körperlicher Ebene aus, die psychische Blockaden lösen. Den dazu erforderlichen Entspannungszustand erreicht der Patient, indem er sich auf seinen Atem konzentriert. Die Bewegungsanregungen durch den Therapeuten sind sehr leicht und zurückhaltend, sie dienen der Selbstwahrnehmung. Die Krankenkassen übernehmen die Kosten meist nur im Rahmen eines klinischen Gesamtkonzepts.

Hypnose und Selbsthypnose

Hypnotische Verfahren haben durch Jahrmärkte und Showbusiness bedauerlicherweise einen zweifelhaften Ruhm erlangt. Diese effektvollen Darbietungen haben jedoch nichts zu tun mit der Hypnosetherapie, die traditionell in der Medizin angewendet wird.
Bei der Hypnose handelt es sich um einen kontrolliert herbeigeführten Trancezustand, während dem es möglich ist, die innere Haltung willentlich oder durch Suggestion zu ändern. Hypnoide Zustände haben Sie auch schon im Alltag erlebt, beispielsweise wenn Sie längere Zeit in eine brennende Kerze blickten: Sie vergaßen dann ziemlich schnell die Welt um sich herum.
Während einer Hypnose richtet sich die gesamte Aufmerksamkeit, also Denken, Fühlen und Empfinden, auf die Innenwelt. In

TIPP
Sie möchten mit dem Rauchen aufhören, doch Ihre bisherigen Versuche sind stets gescheitert? Probieren Sie es mal mit Hypnose – viele Menschen hatten damit Erfolg.

diesem Zustand lassen sich durch Suggestionen tief liegende Erlebnisschichten erreichen und Schmerzen lindern. Aus diesem Grund werden hypnotische Verfahren oft auch zu Beginn einer Psychotherapie eingesetzt. Verhaltensweisen, die Störungen verursachen und im Gespräch nicht zugänglich sind, können so ans Tageslicht gebracht werden.

Anders als vielfach vermutet oder gar befürchtet, hat man während einer Hypnose immer die vollständige Kontrolle über sich. Ansonsten wäre ja auch eine Selbsthypnose, die gänzlich ohne fremde Hilfe auskommt, gar nicht möglich.

Hypnotische Verfahren haben eine hohe Erfolgsquote. Bei fünfundachtzig Prozent der RDS-Patienten konnte in einer Untersuchung eine merkliche Symptomlinderung durch Hypnose festgestellt werden. Statistische Daten zur Wirksamkeit hypnotischer Verfahren bei einem Reizdarmsyndrom sind zwar rar, dennoch werden sie aufgrund von Erfahrungen von vielen Ärzten zur Linderung der Beschwerden empfohlen.

Wenn Sie sich für Hypnoseverfahren interessieren, nehmen Sie Kontakt mit einem speziell dafür ausgebildeten Psychotherapeuten auf. Da es in dieser Branche auch einige schwarze Schafe gibt, die nicht nur teuren Unfug veranstalten, sondern auch schweren Schaden bei den hypnotisierten Personen anrichten können, empfiehlt es sich, einen Therapeuten mit kassenärztlicher Zulassung aufzusuchen. Klären Sie in jedem Fall vorher ab, ob Ihre Krankenkasse für die Behandlungskosten aufkommt.

Wenn Sie lieber ohne fremde Hilfe auskommen wollen, können Sie die Technik der Selbsthypnose erlernen. Es gibt zahlreiche Ratgeber, die Ihnen dieses Verfahren Schritt für Schritt nahebringen.

GU-ERFOLGSTIPP

HYPNOSE ZU HAUSE

Gesprochene Hypnosesitzungen werden auch auf CDs angeboten. Diese Therapieaufnahmen sind meist angenehm in meditative Musik eingebettet. Sie können zwischen unterschiedlichen Programmen wählen, beispielsweise Hypnose für mehr Selbstvertrauen, gegen Ängste, gegen Depressionen usw.

Meditation

Die Meditation ist eine spirituelle Methode, mit deren Hilfe sich der Geist mittels Achtsamkeits- und Konzentrationsübungen beruhigen und sammeln soll. Es existiert eine Vielzahl von Meditationstechniken, die sich nach ihrer religiösen Herkunft, nach unterschiedlichen Schulen und deren Richtungen unterscheiden. Prinzipiell sind alle Meditationstechniken Hilfsmittel, um einen

TIPP

Unbewusste Entspannung und Anregung: Farben werden vom Körper als Energiestrahlung wahrgenommen und beeinflussen unser Gefühlsleben. Blau beruhigt, Grün macht glücklich, Rot erzeugt Kraft und Gelb fördert die Kreativität. Wählen Sie deshalb die Farben Ihrer Kleidung und Umgebung ganz bewusst aus.

vom Alltagsbewusstsein abgegrenzten Bewusstseinszustand zu erlangen, der frei ist von eingefahrenen Denkweisen, Bewertungen, Zukunft und Vergangenheit.

Der mögliche Nutzen für den praktizierenden Reizdarmpatienten liegt im physischen und psychischen Bereich: Spannungen, Ängste und Schuldgefühle werden ebenso reduziert wie stressbedingte Anomalien. Stottern, Bluthochdruck, Schlafstörungen und Herzrhythmusstörungen können verschwinden, Produktivität, Kreativität und Energie werden positiv beeinflusst.

Die beruhigende Wirkung regelmäßiger Meditationsübungen ist neurologisch als Veränderung der Hirnwellen messbar. Außer in Meditationsschulen können Sie in Volkshochschulen und Fitnessstudios diese altbewährte Entspannungstechnik kennenlernen.

Progressive Muskelentspannung

Diese auch als Progressive Muskelrelaxation (PMR) oder Tiefenentspannung nach Edmund Jacobson bekannte Methode hilft nicht nur beim Stressabbau, sondern sensibilisiert das Gehirn dafür, sich anbahnenden Stress schneller zu erkennen und zu vermeiden. Das Ziel dieser Methode ist es, durch bewusstes An- und Entspannen verschiedener Muskelpartien das körperliche und seelische Befinden zu verbessern.

Die Vorgehensweise ist denkbar einfach: Einzelne Muskeln werden abwechselnd angespannt und kurz danach wieder losgelassen. Es entsteht ein Kontrast zwischen An- und Entspannung, der die Wahrnehmung des Entspannungseffektes verstärkt und den Anwender in einen angenehmen Ruhezustand geleitet. Nachdem alle Muskelpartien die Übungen absolviert haben, genießt man den schwerelosen Zustand einige Minuten, streckt und räkelt sich ein wenig und verabschiedet sich bewusst aus der Entspannung.

Das Erlernen dieser Methode ist vergleichbar unkompliziert und kann durch einen Therapeuten begleitet, aber auch mit besprochenen CDs in Eigenregie durchgeführt werden.

Den erlernten Entspannungseffekt kann man bei Bedarf kurzfristig abrufen. Das An- und Entspannen einzelner Muskeln hilft so auch in Angstsituationen, vor Prüfungen, im Büro, im Flugzeug oder beim Einschlafen. Die Progressive Muskelentspannung ist für jedermann, selbst für Kinder, geeignet. Lediglich bei bestimmten Neuroseformen, Herzinsuffizienz und akuten rheumatischen Muskelbeschwerden sollte diese Methode nicht angewandt werden. Da die Therapie den allgemeinen Erregungszustand verringert, schafft sie die Voraussetzungen für eine unverkrampfte Verdauung bei Reizdarmpatienten.

Yoga

Beim Yoga handelt es sich um eine alte indische Philosophie, die dabei helfen soll, das Bewusstsein des Praktizierenden positiv zu verändern. Yoga ist eigentlich ein Sammelbegriff für verschiedene Techniken, die Körper und Geist gleichzeitig beanspruchen, trainieren und fördern. Das Sanskrit-Wort »Yoga« bedeutet »Vereinigung«, und gemeint ist damit ein harmonisches Zusammenspiel von Körper, Geist und Seele.

Die positiven Auswirkungen sind weitreichend: Auf viele Menschen hat Yoga eine beruhigende, ausgleichende Wirkung und arbeitet damit der Symptomatik eines Reizdarmsyndroms entgegen. Zudem stärken regelmäßige Übungen den gesamten Körper, verbessern die Haltung und kräftigen die Rücken- und Rumpfmuskulatur. Yoga verfolgt einen ganzheitlichen Ansatz, der nicht nur Körper, Geist und Seele in Einklang bringt, sondern sogar Immunsystem und Selbstwertgefühl stärken kann.

In unseren Breitengraden wird Yoga meist in Unterrichtseinheiten vermittelt, bei denen Yogastellungen (Asanas), Phasen der Tiefenentspannung, Atem- und Meditationsübungen miteinander kombiniert werden. Körperliche Vitalität und Gelassenheit in allen Lebenssituationen sind das Ziel dieser Übungen.

Inwieweit man der weltanschaulichen Haltung des Yoga folgt, bleibt jedem Übenden selbst überlassen. Grundsätzlich jedoch bietet Yoga für Reizdarmpatienten positive Effekte, die sich sowohl auf die physische als auch auf die psychische Gesundheit auswirken. Lernen Sie Yoga am besten unter Anleitung eines qualifizierten Lehrers, denn durch falsch ausgeführte Übungen oder Überbelastung sind körperliche Beschwerden nicht auszuschließen.

TIPP

Yogakurse werden in Fitnessstudios, Volkshochschulen oder speziellen Yogastudios angeboten. Manche Kurse sind eher meditativ ausgerichtet, andere legen den Schwerpunkt auf körperliche Übungen. Sprechen Sie mit den Kursleitern, damit Sie den für Sie passenden Kurs buchen können.

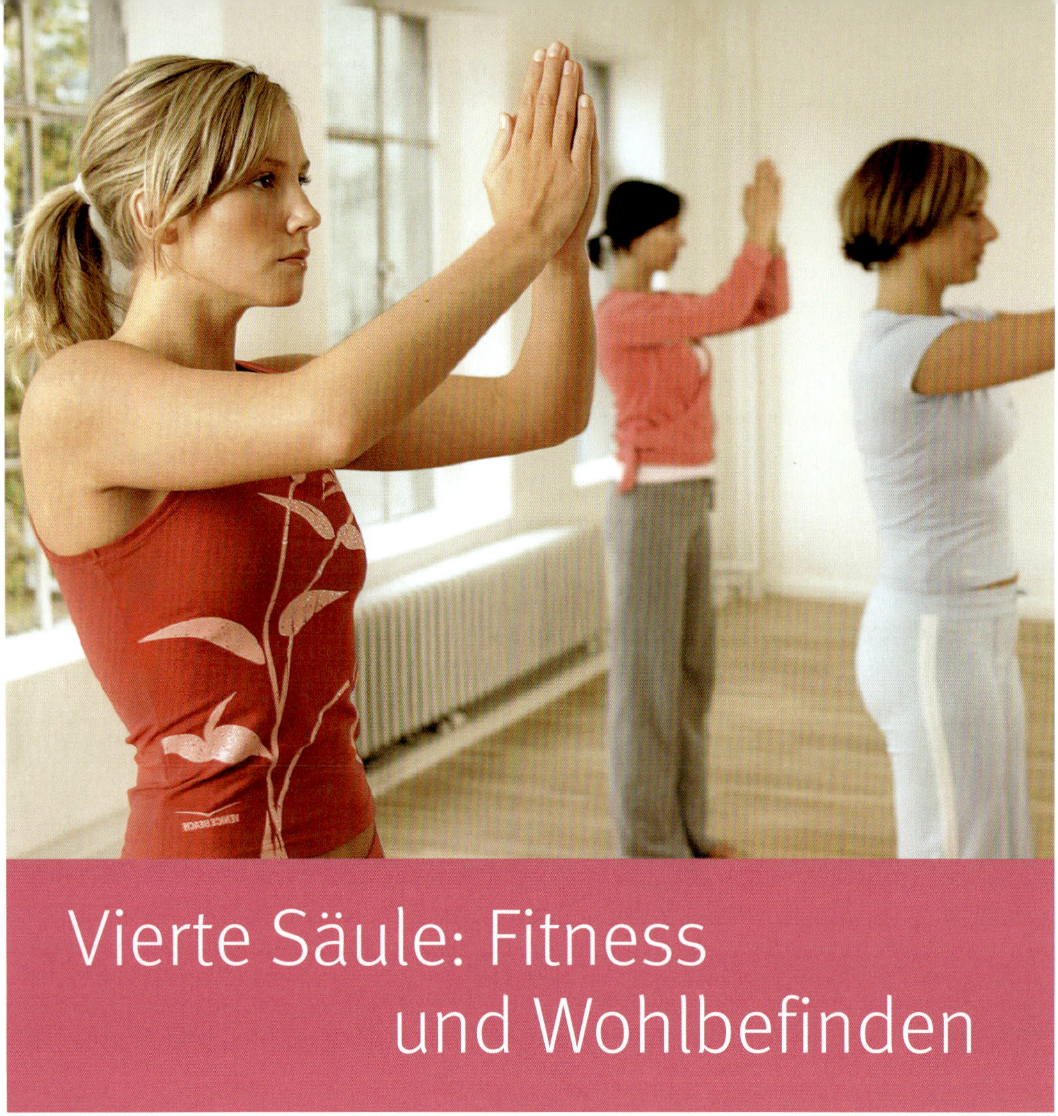

Vierte Säule: Fitness und Wohlbefinden

Der Volksmund kennt viele Ausdrucksweisen für die Probleme, mit denen Reizdarmbetroffene tagtäglich konfrontiert sind: »Die Sache bereitet mir Bauchschmerzen …«, »Es liegt mir wie ein Stein im Magen …«, »Das muss ich erst noch verdauen …«, »Mir dreht sich der Magen um beim Gedanken daran …« usw. Bestimmt fallen Ihnen noch zahlreiche weitere Redewendungen ein, die einen Zusammenhang zwischen seelischen Belangen und dem Verdauungssystem herstellen.

Die Einheit von Körper und Seele

Bereits seit Tausenden von Jahren ist den Menschen die Verknüpfung von Geist und Körper bewusst. Die psychosomatische Forschung ist den Zusammenhängen auf die Spur gegangen und kann inzwischen einzelne Charaktereigenschaften mit bestimmten körperlichen Beschwerden in Verbindung bringen.

So kommen Reizmagenpatienten beispielsweise im wahrsten Sinne des Wortes »gewisse Dinge hoch«, was bedeuten könnte, dass sie sich womöglich über einen Zustand in ihrem Leben ärgern, den sie aus irgendeinem Grund nicht ändern können oder vielleicht auch nicht ändern wollen.

Reizdarmbetroffene, die überwiegend an Völlegefühl und Verstopfung leiden, stehen hingegen häufig unter einem Zwang. Sie können ihr Leben vielleicht nicht so leben, wie sie es – bewusst oder unbewusst – gerne täten, und sehen sich dem Druck ausgesetzt, irgendetwas »tun zu müssen«.

Bei Durchfallpatienten wiederum könnte eine unbehandelte Depression oder eine Angststörung der Auslöser ihrer körperlichen Beschwerden sein. Sie neigen verstärkt dazu, Problemen aus dem Wege zu gehen, anstatt sie zu lösen.

Diese Beispiele sind als Denkansätze zu verstehen, keinesfalls müssen sie bei allen Betroffenen in der Form zutreffen. Untersuchungen, die die psychosomatischen Zusammenhänge auch im Hinblick auf bekannte Redensarten betrachten, kommen jedoch zu verblüffenden Ergebnissen. Häufig finden sich bei Patientengruppen auffällige Übereinstimmungen zwischen seelischen Faktoren und körperlichen Beschwerden. Charaktereigenschaften spielen oftmals eine Rolle bei der Ausprägung einer funktionellen Magen-Darm-Störung. Für viele Betroffene ist die Kenntnis dieser Zusammenhänge eine wichtige Hilfe für ein besseres Verständnis ihrer persönlichen Situation.

Selbsterkenntnis kann also auch für Reizdarmpatienten der erste Schritt zur Besserung sein. Professionelle Hilfe bei der Selbstfindung bietet die bereits vorgestellte Psychotherapie (siehe Seite 83), insbesondere die analytische und die tiefenpsychologisch fundierte Therapieform.

LÖSUNGEN FINDEN

Belastende Lebensumstände machen körperlich krank. Sorgen und Schicksalsschläge können einen Reizdarm auslösen oder ihn verstärken. Lassen Sie es nicht so weit kommen – akzeptieren Sie sich als Einheit von Körper und Seele und stellen Sie sich den kleinen und großen Problemen in Ihrem Leben.

Gesundheitsbewusst leben

TIPP
Achten Sie auf die Signale Ihres Körpers, denn er weiß – besser als jeder Arzt – wann und wie viel er essen möchte, wann er Bewegung braucht und wann die Zeit gekommen ist für Ruhe und Entspannung. Nehmen Sie Rücksicht auf Ihre körperlichen Bedürfnisse und stellen Sie sich und Ihren Alltag so gut es geht darauf ein.

Es ist ratsam, sich eine Lebensweise anzueignen, die dem Reizdarmsyndrom möglichst wenige Angriffspunkte bietet. Körperliche Fitness und geistiges Wohlbefinden sind von elementarer Bedeutung für eine erfolgreiche Therapie von Reizdarmbeschwerden und sollten keinesfalls als Nebensächlichkeiten angesehen werden.

Ein gesundes Maß an sportlicher Betätigung führt zu einer besseren Durchblutung des gesamten Körpers und wirkt zudem entspannend und entkrampfend – auch auf die Magen-Darm-Muskulatur. Darüber hinaus ist Bewegung Balsam für die bei Reizdarmbetroffenen so häufig in Mitleidenschaft gezogene Seele. Sie müssen jedoch keinen Leistungssport betreiben, um sich körperlich fit und vital zu fühlen. Manchmal reicht es bereits, seine Alltagsgewohnheiten ein wenig umzustellen, um jeden Tag ein ausreichendes Maß an Bewegung zu haben.

Neben der körperlichen Fitness sind es vor allem eine positive Einstellung und eine gesundheitsfördernde Lebensweise, die den funktionellen Störungen das Leben schwer machen.

Tipps für körperliches Wohlbefinden

Lesen Sie die nachfolgenden Empfehlungen und entscheiden Sie bei jedem einzelnen Tipp, welche Bedeutung er für Ihre persönliche Situation haben könnte.

- Sportliche Aktivitäten unterstützen Sie dabei, Ihr Reizdarmsyndrom im Griff zu halten. Dabei kommt es weniger auf die Intensität als mehr auf die Regelmäßigkeit an. Joggen, Schwimmen, Gymnastik, Radfahren oder Spazierengehen sind ideal.
- Versuchen Sie, Ihren Organismus mindestens einmal pro Tag mit Sport in Schwung zu bringen. Bewegung ist wichtig, um die Darmfunktion zu stärken und Stress zu mindern.
- Bewegen Sie sich so oft wie möglich unter freiem Himmel – auch wenn es regnet oder schneit.
- Benutzen Sie immer die Treppen anstelle des Aufzugs.
- Ein Turn- oder Übungsgerät in der Wohnung erleichtert es Ihnen, regelmäßig zu trainieren.

- Durch Auto, Bus, Bahn, Fernsehen oder Schreibtischarbeit verbringt der Mensch einen Großteil des Tages im Sitzen. Bewegungsmangel ist daher eine häufige Ursache von Verdauungsstörungen, insbesondere von Verstopfung. Auch hierfür ist die Lösung sportliche Betätigung. Abführmittel sind nur für seltene Notfälle gedacht.
- Kurze Strecken sollten Sie in jedem Fall zu Fuß zurücklegen. Für längere Strecken sollten Sie wenigstens gelegentlich auf Ihr Fahrrad zurückgreifen.
- Auch Haus- oder Gartenarbeit ist in gewissem Umfang sportliche Betätigung. Erledigen Sie diese notwendigen Arbeiten nicht nur als lästige Pflichtübung, sondern mit Freude – etwa indem Sie Ihre Lieblingsmusik auflegen. Dann haben Staubsaugen und Unkrautjäten sogar einen therapeutischen Nutzen.
- Meiden Sie zu enge Kleidung, sie behindert die Darmbewegung.
- Achten Sie beim Sitzen auf eine gerade Haltung. Wer wie ein Klappmesser auf seinem Stuhl sitzt, behindert Magen und Darm bei der Arbeit.
- Beobachten Sie, wie sich Ihre Reizdarmbeschwerden nach sportlicher Betätigung bessern. Genießen Sie dieses Gefühl und versuchen Sie sich daran zu erinnern, wenn Sie beim nächsten Mal ein Motivationsproblem haben.
- Schließen Sie sich einem Sportverein an. Damit verbinden Sie regelmäßige sportliche Betätigungen mit angenehmen gesellschaftlichen Aktivitäten.

TIPP

Überwinden Sie Ihren inneren Schweinehund und suchen Sie sich Mitstreiter, mit denen Sie sich regelmäßig zum Sport verabreden. So fällt es schwerer, Trainingseinheiten ausfallen zu lassen.

Tipps für geistiges Wohlbefinden

Man benötigt nicht zwangsläufig die Unterstützung eines Psychotherapeuten, um seelische Unbeschwertheit zu erlangen. Bereits kleine Tipps und ein paar neue Erkenntnisse können Ihnen helfen, mehr Zufriedenheit in Ihren Alltag zu zaubern.

- Lernen Sie abzuschalten und zu entspannen.
- Finden Sie Strategien, die Ihnen helfen, mit Stress besser umzugehen. Machen Sie zum Beispiel Entspannungsübungen.
- Setzen Sie sich mit Ihren privaten und beruflichen Problemen auseinander und versuchen Sie, sie zu lösen.

GU-ERFOLGSTIPP

ENTSPANNT PLANEN

Planen Sie Ihren Tagesablauf – so vermeiden Sie Hektik und Stress, was wiederum Gift für die sensible Verdauung ist. Wie könnte der nächste Tag aussehen: Was und wo werden Sie essen? Wann ist Zeit für ein paar Minuten Entspannung? Steht eine Erledigung an, die Sie zu Fuß machen könnten, um sich so eine Extraportion Bewegung zu gönnen?

- Gewöhnen Sie sich an, Entscheidungen zügig zu treffen, anstatt sie auf die lange Bank zu schieben. Nehmen Sie dafür auch unangenehme Konsequenzen in Kauf.
- Verwenden Sie zur Problembewältigung keine Rauschmittel wie Alkohol. Damit verdrängen Sie Ihre Probleme nur.
- Sorgen Sie für ausreichend erholsamem Schlaf. Gehen Sie öfter mal früher zu Bett.
- Lernen Sie, Ihre Gedanken umzudeuten: Aus »Typisch, das konnte ja nur mir passieren …« machen Sie »Heute bin ich also mal dran …«.
- Nehmen Sie nicht jede kritische Bemerkung persönlich, sondern versuchen Sie herauszufinden, warum jemand Sie in dieser Situation angreift.
- Weit verbreitet unter Reizdarmbetroffenen ist das sogenannte Worst-Case-Szenario: Anstatt sich auf das Positive einer Sache zu konzentrieren, richten sie ihren Fokus auf den schlimmsten annehmbaren Fall.
- Lassen Sie öfter mal Ihre Seele baumeln und träumen Sie von schönen Dingen.
- Halten Sie auch tagsüber einzelne Ruhephasen ein. Sie helfen Ihnen, den Alltag für eine kurze Weile zu vergessen, und bringen Kraft für die nächste Etappe.
- Scheuen Sie sich nicht, Nein zu sagen, auch wenn Sie damit bei Ihren Mitmenschen auf Verwunderung stoßen.
- Lernen Sie, schöne Stunden zu genießen und sie nicht durch unbegründete Sorgen zu vermiesen.
- Schalten Sie am Ende eines Tages für eine Weile richtig ab. Dies sollte Ihnen auch ohne Alkohol oder Zigaretten möglich sein.
- Suchen Sie Zerstreuung von Ihren Alltagssorgen, indem Sie ein interessantes Buch lesen, zum Beispiel einen Roman, oder verstärkt gesellschaftlichen Aktivitäten nachgehen. Auch ein Konzert- oder Kinobesuch kann Wunder wirken.
- Vermeiden Sie Schwarz-Weiß-Denken: Für viele ist eine Sache entweder gut oder schlecht. Tatsache ist jedoch, dass sich zwischen diesen beiden Extremen der größte Teil des Lebens abspielt. Wer das übersieht, macht es sich unnötig schwer.

- Ebenfalls beliebt ist die Angewohnheit, negative Sachverhalte überzubewerten und positive zu ignorieren. Wer damit umgekehrt verfährt, hat von seinen Reizdarmproblemen nur noch wenig zu befürchten.
- Seien Sie nachsichtig mit sich selbst: Tolerieren Sie beispielsweise Diätfehler, aber lernen Sie daraus. Geben Sie ab und zu auch einem Verlangen nach, von dem Sie wissen, dass es Sie in Ihrer Reizdarm-Therapie ein Stück zurückwirft. Verlieren Sie Ihr langfristiges Therapieziel aber niemals aus den Augen.
- Auch wenn Sie Schwierigkeiten lieber aus dem Weg gehen möchten – auf Dauer schafft das nur neue. Packen Sie ein auftauchendes Problem sofort und ohne Ausflüchte an.
- Nehmen Sie Rückschläge gelassen hin. Lassen Sie sich auf dem Weg zu Ihrem Ziel nicht von Misserfolgen demoralisieren, sondern denken Sie daran, dass diese ein unabdingbarer Teil einer erfolgreichen Reizdarmtherapie sind.
- Nehmen Sie sich mehr Zeit für offene und tiefgründige Gespräche. Reden Sie aber nur in Ausnahmefällen über Krankheiten.
- Lernen Sie, sich so anzunehmen, wie Sie sind. Selbstakzeptanz ist die Basis für ein gesundes Selbstbewusstsein. Wenn Sie zu sich selbst stehen, mit all Ihren Stärken und Unzulänglichkeiten, wirken Sie auch auf andere selbstsicher. Sagen Sie sich immer wieder: »Ok, so bin ich nun mal. Nicht perfekt, aber schwer in Ordnung!«
- Zeigen Sie Toleranz. Oft regen wir uns über andere auf, verurteilen sie oder machen uns über sie lustig. Doch die Art und Weise, wie wir über andere denken und mit ihnen umgehen, kommt unvermittelt auf uns zurück. Denn automatisch gehen wir davon aus, dass andere auch schlecht über uns denken. Das wiederum verunsichert uns und macht uns argwöhnisch. Also lieber positiv denken: »Ich bin ok, und du bist es auch!«
- Vermitteln Sie eine positive Ausstrahlung. Selbst Sprache, Körpersprache und Äußerlichkeiten wie Kleidung und Frisur bestimmen darüber, ob Sie selbstsicher auf andere wirken. Das positive Feedback, dass Sie bei einem selbstbewussten Auftreten von anderen erhalten, wirkt wie eine Erfolgsspirale.

GLÜCKLICHE LEBEN LÄNGER

Glück verlängert das Leben. Das bestätigen 30 Studien über den Zusammenhang von körperlichem Zustand und persönlichem Glücksempfinden von der Rotterdamer Erasmus-Universität. Zufriedenheit und Glück sind also nicht nur der Schlüssel zu einem erfüllten, sondern auch zu einem langen Leben.

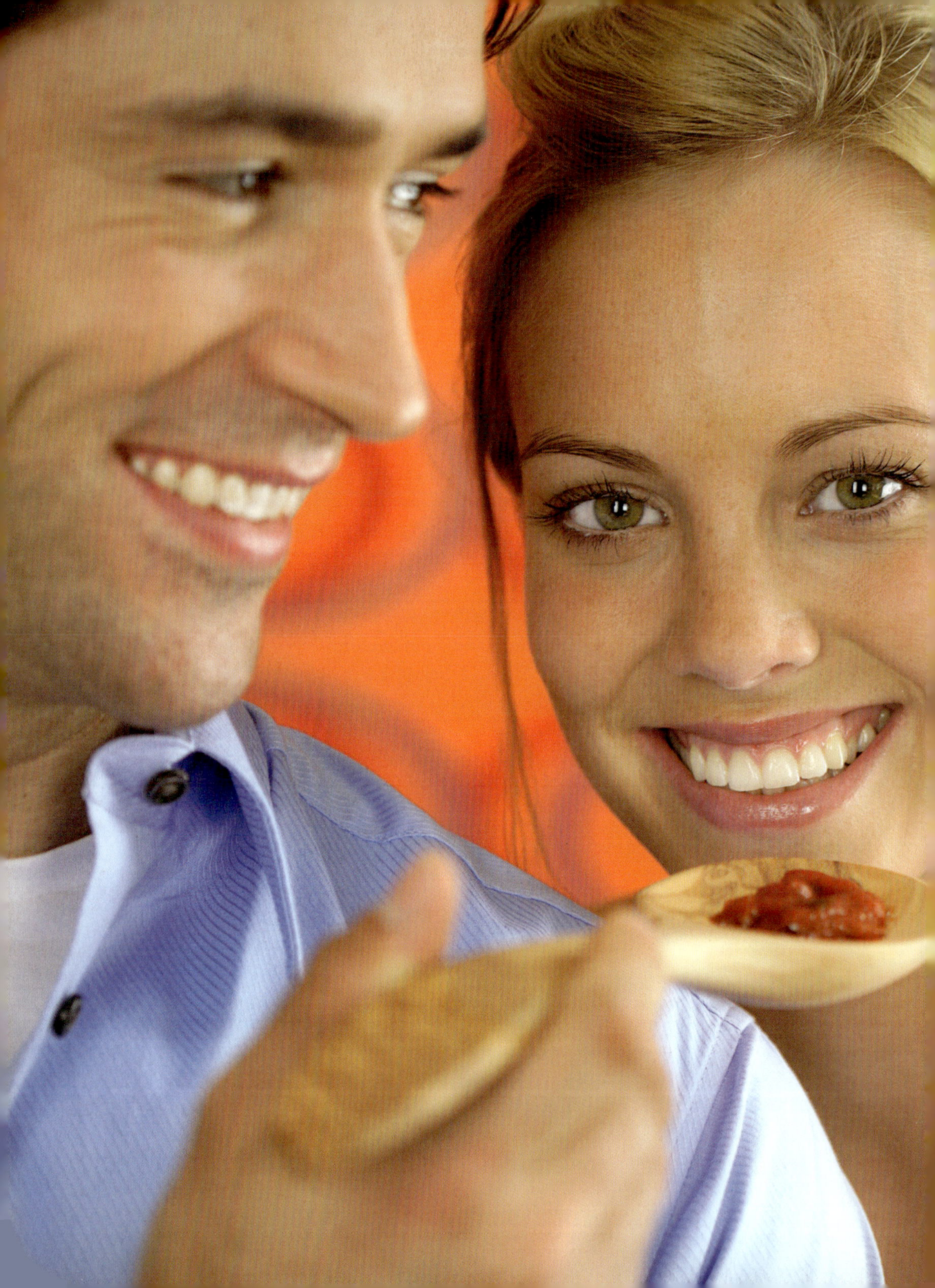

INDIVIDUELLE ERNÄHRUNG

Probieren Sie die folgenden Rezepte aus, und Sie werden feststellen, dass eine gesundheitsbewusste Ernährung wunderbar vielfältig sein kann und richtig gut schmeckt.

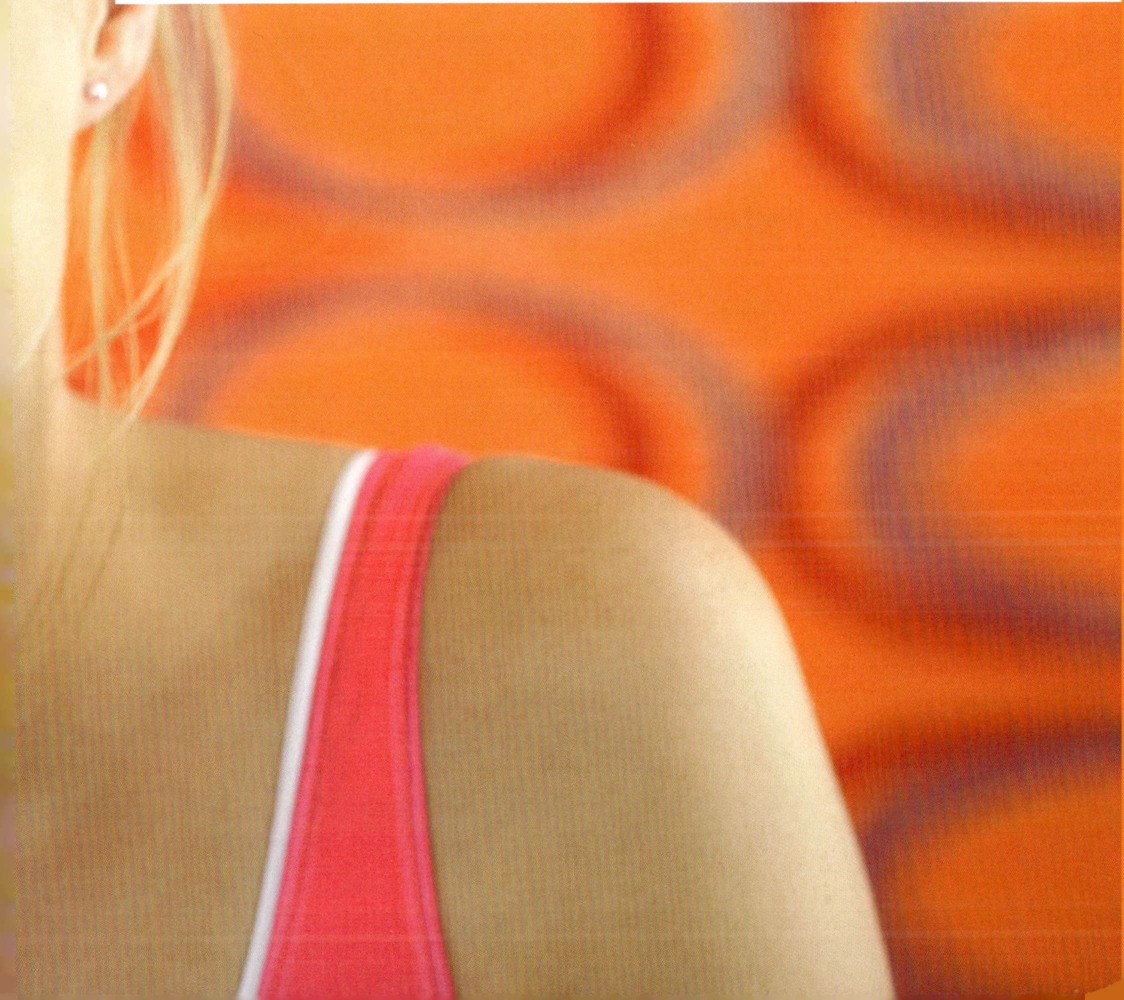

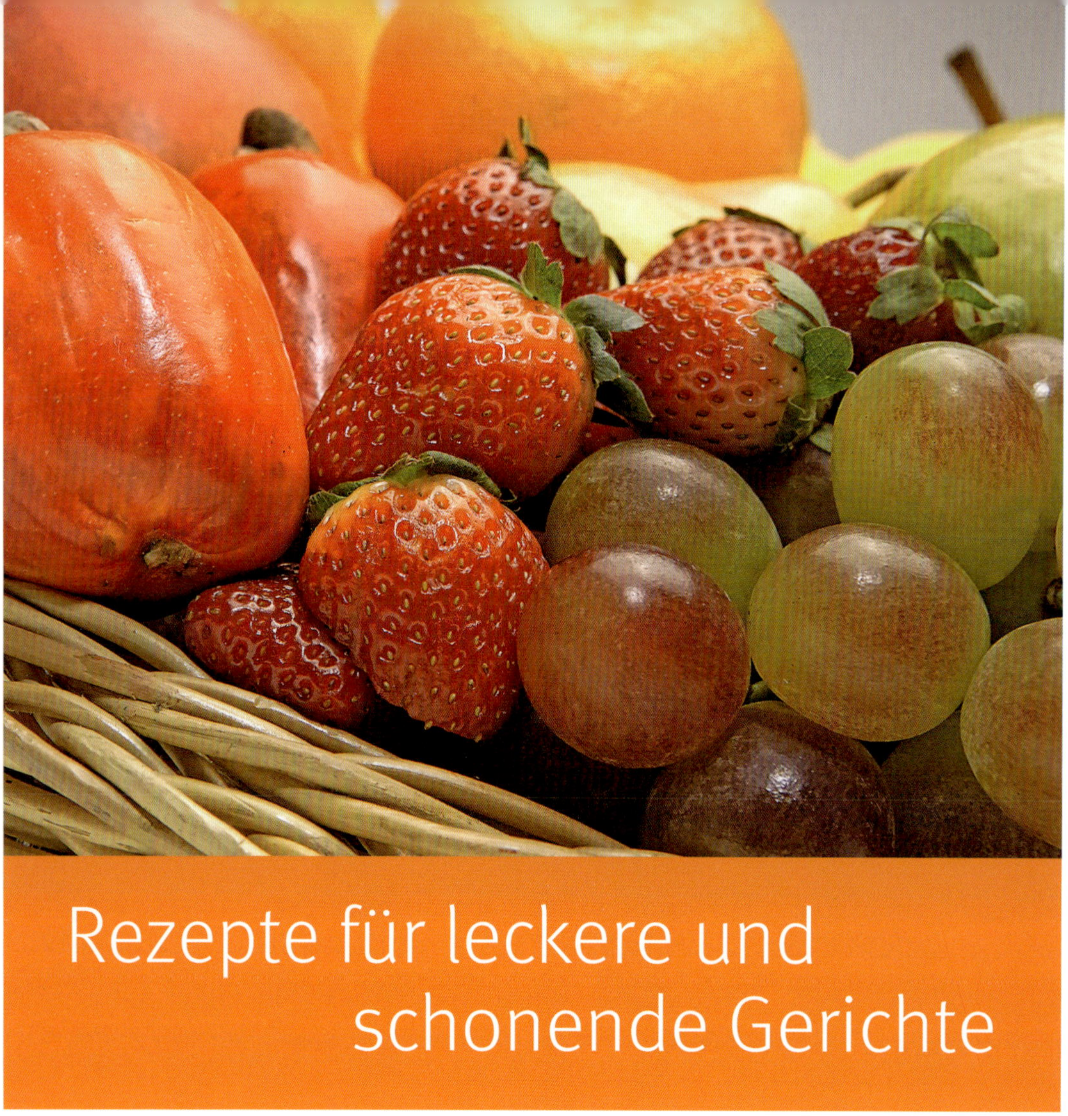

Rezepte für leckere und schonende Gerichte

Wie Sie Ihre Beschwerden in den Griff bekommen können, haben Sie in den vorherigen Kapiteln erfahren. Beginnen Sie nun mit Ihrer Ernährungsumstellung. Auf den folgenden Seiten finden Sie eine Zusammenstellung besonders bekömmlicher Gerichte, die Sie in den nächsten Wochen und auch in der Zeit danach zu sich nehmen dürfen. Sie werden schnell feststellen, dass eine Reizdarmdiät keineswegs eintönig sein muss. Viel Spaß beim Nachkochen und genießen – und vor allem gute Besserung!

Bereits die Zutatenlisten der folgenden Rezepte zeigen, dass Sie sich trotz Ihrer Lebensmittelunverträglichkeit gesund und ausgewogen ernähren können. Gemüse und Obst – ob roh oder gekocht – bilden bei den meisten Gerichten die Grundlage, dazu gibt es Reis oder Kartoffeln. Aber auch Fisch und Meeresfrüchte sowie Fleisch und Geflügel kommen bei den leckeren Gerichten nicht zu kurz.

Falls einzelne Rezepte Zutaten enthalten, die Sie nachweislich nicht vertragen, so ersetzen Sie diese – so weit möglich – durch andere oder lassen Sie sie einfach weg. Gönnen Sie sich beste Lebensmittel und greifen Sie so oft wie möglich zu Bioware. Sofern Sie sich an das saisonale Angebot halten, belastet das Ihr Budget auch nicht so stark.

Die Zutaten sind jeweils für eine Person berechnet. Natürlich können Sie zu diesen leckeren Gerichten auch Gäste einladen. Erhöhen Sie einfach die Mengen entsprechend der Personenanzahl.

Damit Ihr Speiseplan abwechslungsreich wird, haben Sie jeweils die Auswahl zwischen drei Frühstücken, Mittag- und Abendessen. Und keine Angst – Sie werden in jedem Fall satt!

SCHNELL, BUNT UND GESUND

Für abwechslungsreiches, schnelles und vitaminschonendes Kochen ist der Wok die Nummer eins. Gemüse bleibt beim Garen in der großen Pfanne knackig, feines Fisch- oder Fleischfilet saftig und zart. Die kurzen Garzeiten kommen auch der Optik zugute: Die Farben der Gemüse bleiben wunderbar leuchtend erhalten.

Milchzuckerarme Rezepte

Morgens: Weizenschrotmüsli

Für 1 Portion 40 g Weizenkörner | 150 ml milder Fruchtsaft | 1 Apfel | 1 TL Honig | 1 EL Rosinen

1 Am Vorabend die Weizenkörner in der Getreidemühle mittelfein schroten. Mit kaltem Wasser zu einem Brei verrühren und über Nacht im Kühlschrank quellen lassen.

2 Am nächsten Morgen den Getreideansatz mit Fruchtsaft verrühren. Die Äpfel waschen, vierteln und das Kerngehäuse entfernen. Die Fruchtspalten samt Schale zum Getreide reiben und untermischen. Das Müsli mit Honig abschmecken und mit Rosinen bestreuen.

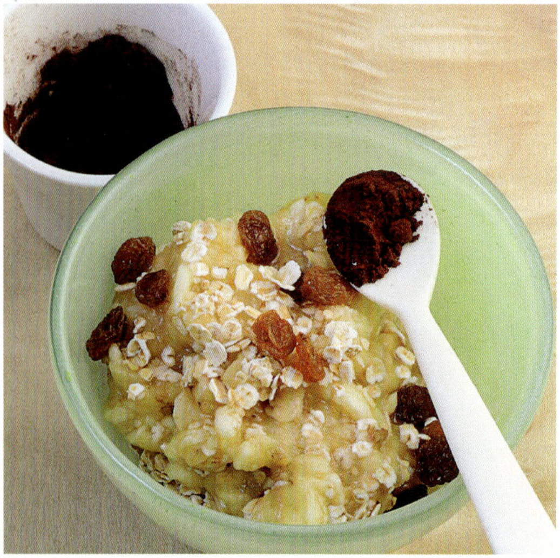

Power für den Vormittag: Bananenflocken mit feinem Schokogeschmack.

Morgens: Bananenflocken

Für 1 Portion 1–2 Bananen | 3 gehäufte EL Haferflocken | 1 EL Rosinen | ½ EL Kakaopulver | ½ EL Zucker

1 Die Banane schälen, in einen Teller oder ein Schälchen geben und mit der Gabel zerdrücken. Haferflocken, Rosinen, Kakao sowie Zucker dazugeben und alle Zutaten gut vermischen.

Morgens: Tomaten-Eier-Pfanne

Für 1 Portion 1 Fleischtomate | ½ Zwiebel | 1 EL Öl | 1 Ei | Salz

1 Die Tomate waschen, halbieren, den Stielansatz entfernen und das Fruchtfleisch in Würfel schneiden. Die Zwiebel schälen und in Scheiben schneiden.
2 Das Öl erhitzen und die Zwiebeln darin leicht anbraten. Die Tomatenstücke dazugeben und bei schwacher Hitze dünsten.
3 Das Ei aufschlagen und auf die Tomaten gleiten lassen. Das Eiweiß leicht verrühren, sodass es gleichmäßig stockt. Ei und Tomaten leicht mit Salz bestreuen. Dazu schmecken Baguette oder Fladenbrot, aber auch eine Scheibe Vollkornbrot.

Mittags: Mediterraner Fisch

Für 1 Portion 150 g Kabeljaufilet | Saft von ½ Zitrone | 1 Schalotte | 2 EL Öl | 50 g Naturreis | Salz | 1 Msp. Safran- oder Kurkumapulver | 1 Bund Frühlingszwiebeln | 1 Fleischtomate | 1 Thymianzweig | ½ Knoblauchzehe | Pfeffer | 2 EL schwarze Oliven (ohne Stein)

1 Das Fischfilet kalt abspülen und trocken tupfen. Mit Zitronensaft beträufeln und zugedeckt 30 Minuten im Kühlschrank marinieren.
2 Die Schalotte schälen und in kleine Würfel schneiden. 1 EL Öl erhitzen und die Hälfte der Schalotten darin glasig dünsten. Den Reis dazugeben und kurz mitdünsten. 150 ml Wasser mit Salz, Safran oder Kurkuma dazugeben und den Reis zugedeckt bissfest garen.

AUSPROBIEREN
Nutzen Sie die Angebote Ihres Fischhändlers und tauschen Sie den Kabeljau mal gegen einen anderen festfleischigen Fisch, zum Beispiel Rotbarsch, Zander, Dorade oder Wolfsbarsch.

3 Die Frühlingszwiebeln putzen, in mundgerechte Stücke schneiden und mit den restlichen Schalotten im übrigen Öl goldgelb dünsten.
4 Die Tomate waschen, auf der Unterseite kreuzförmig einritzen und den Stielansatz entfernen. Kurz in kochendes Wasser legen, kalt abschrecken und häuten. Das Fruchtfleisch in kleine Würfel schneiden, zu den Frühlingszwiebeln und Schalotten geben. Den Thymian waschen, trocken schütteln und die Blättchen abstreifen. Den Knoblauch schälen, in kleine Würfel schneiden und mit dem Thymian zum Gemüse geben. Mit Salz und Pfeffer würzen.
5 Die Oliven in Ringe schneiden und mit dem Fisch samt Marinade in die Sauce geben. Bei schwacher Hitze etwa 10 Minuten dünsten.

Mittags: Rinderfilet mit Brokkoli-Möhren-Gemüse

Für 1 Portion ½ Knoblauchzehe | 1 EL Sojasauce | 1 EL Orangensaft | Pfeffer | 150 g Rinderfilet | 2 kleine Kartoffeln | Salz | 100 g Brokkoli | 1 kleine Möhre | 2 EL Margarine | 1 EL frisch geschnittene Petersilie

1 Die Knoblauchzehe schälen, durch die Knoblauchpresse drücken und mit Sojasauce, Orangensaft und Pfeffer verrühren. Das Rinderfilet in der Marinade wenden und 15 Minuten ziehen lassen.
2 Die Kartoffeln schälen, längs vierteln und in Salzwasser bissfest garen. Den Brokkoli putzen und waschen, die Röschen ablösen, Stiele schälen und in Stifte schneiden. Die Möhre schälen, schräg in Scheiben schneiden. Das Gemüse in Salzwasser 4 Minuten garen, dann abschrecken.
3 1 EL Margarine in einer beschichteten Pfanne erhitzen. Das Filet auf beiden Seiten darin braten. Aus der Pfanne nehmen und warm halten. Die übrige Marinade und 6 EL Wasser zum Bratensatz in die Pfanne geben und aufkochen.
4 Das Gemüse in der übrigen zerlassenen Margarine schwenken, mit Salz und Pfeffer würzen.
5 Kartoffeln abgießen, mit Petersilie bestreuen und mit Gemüse, Fleisch und Sauce anrichten.

Zum Selbstverwöhnen oder für Gäste: butterzartes Rinderfilet mit buntem Gemüse.

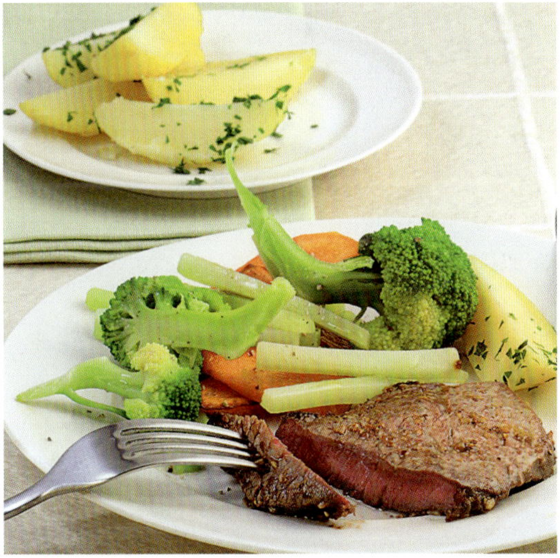

Mittags: Puten-Zucchini-Pfanne

Für 1 Portion 80 g Vollkornspaghetti | Salz | ½ Aubergine | ½ Zucchino | 1 Fleischtomate | 100 g Putenbrustfilet | 1 EL Olivenöl | Pfeffer | Zucker | 1 TL Essig

1 Die Spaghetti in Salzwasser nach Packungsanweisung bissfest garen. Anschließend abgießen.
2 Aubergine und Zucchino putzen, waschen und in kleine Würfel schneiden. Die Tomate halbieren, Stielansatz und Kerne entfernen und das Fruchtfleisch in kleine Würfel schneiden.
3 Die Putenbrust kalt abspülen, trocken tupfen und in schmale Streifen schneiden. Das Öl erhitzen und das Fleisch darin rundherum anbraten. Das Gemüse dazugeben und mit Salz, Pfeffer, 1 Prise Zucker und Essig würzen. Etwa 10 Minuten zugedeckt schmoren lassen.
4 Die Spaghetti in einen tiefen Teller geben und die Fleisch-Gemüse-Mischung darauf anrichten.

Es muss nicht immer Paella sein: Der Reissalat mit Meeresfrüchten ist eine spannende Alternative.

Abends: Spanischer Reissalat

Für 1 Portion 60 g Langkornreis | Salz | 80 g frische Herzmuscheln | ½ Bund Suppengrün | 2 EL Margarine | 2 EL trockener Weißwein | 3 kleine rohe Tiefseegarnelen (mit Schale; frisch oder aufgetaut) | 20 g Erbsen (tiefgekühlt) | 20 g Mais (aus der Dose) | ½ Dose Thunfisch (im eigenen Saft) | 2 EL entsteinte grüne Oliven | 2 EL Sojasauce | 1 EL Weinessig | Pfeffer | 40 g gegarte Shrimps (frisch oder aufgetaut)

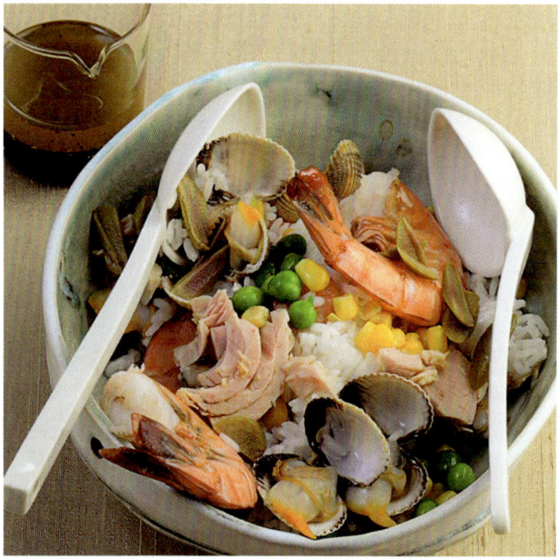

1 Den Reis mit etwas Salz nach Packungsangabe bissfest garen, danach abkühlen lassen.
2 Die Muscheln unter fließendem Wasser gründlich abbürsten und waschen.
3 Das Suppengrün putzen, waschen, klein schneiden und in Margarine andünsten. Mit dem Weißwein und 125 ml Wasser ablöschen. Die Muscheln hinzufügen und zugedeckt dünsten, bis sie sich öffnen. Abgießen, dabei etwas

Muschelsud auffangen und beiseitestellen. Muscheln, die sich nicht geöffnet haben, unbedingt wegwerfen.

4 Die Garnelen waschen und etwa 4 Minuten in Salzwasser garen. Die Erbsen ebenfalls in Salzwasser etwa 3 Minuten garen.

5 Den Mais und den Thunfisch gut abtropfen lassen, den Thunfischsaft auffangen. Den Thunfisch in mundgerechte Stücke zerpflücken und die Oliven in Ringe schneiden.

6 Für die Marinade Sojasauce, Essig, Thunfischsaft und etwas Muschelsud verrühren. Mit Pfeffer abschmecken. Alle Zutaten mit Ausnahme der Garnelen in einer Schüssel vorsichtig vermengen. Die Marinade unterheben und alles etwa 30 Minuten ziehen lassen. Die Garnelen auf dem Reissalat verteilen.

Abends: Kalte Gemüsesuppe mit würzigen Croûtons

Für 1 Portion 2 Scheiben Toastbrot | 1/4 Knoblauchzehe | 4 EL Öl | 1 Fleischtomate | 1/4 Salatgurke | 1/2 kleine Zwiebel | je 1 kleine grüne, gelbe und rote Paprikaschote | 1/2 EL Weißweinessig | Salz | Pfeffer

1 1 Scheibe Toastbrot in grobe Würfel schneiden. Den Knoblauch schälen, durch die Knoblauchpresse drücken und mit 3 EL Öl verrühren. Die Brotwürfel mit dem Knoblauchöl vermengen und etwa 30 Minuten ziehen lassen.

2 Die Tomate waschen, unten kreuzförmig einritzen und den Stielansatz entfernen. Kurz in kochendes Wasser legen, abschrecken, häuten und das Fruchtfleisch in kleine Würfel schneiden.

3 Die Gurke und Zwiebel schälen, die Paprika putzen und waschen. Ein Drittel von Gurke, Zwiebel und Paprika in kleine Würfel schneiden und kühl stellen.

4 Das restliche Gemüse grob schneiden und mit den Brotwürfeln, Tomaten und etwas Wasser im Küchenmixer oder mit dem Stabmixer fein pürieren. Die Suppe mit Essig, Salz und Pfeffer abschmecken. Mindestens 1 Stunde kühl stellen.

5 Für die Croûtons das übrige Toastbrot entrinden, in kleine Würfel schneiden und im restlichen Öl goldbraun rösten. Mit Salz würzen. Die kalte Suppe mit den Gemüsewürfeln und Croûtons bestreuen.

UNGETRÜBTER MUSCHELGENUSS

Sortieren Sie geöffnete Muscheln vor dem Kochen unbedingt aus – sie sind verdorben. Das Gleiche gilt für Muscheln, die sich beim Garen nicht geöffnet haben.

Abends: Artischocken-Tortellini

Für 1 Portion 100 g Tortellini | Salz | 4 Champignons | 1 TL Olivenöl | 1 Tomate | 50 g Artischockenböden (eingelegt) | 50 ml Gemüsebrühe | 1 Spritzer Zitronensaft | ½ EL fein gehackter Rosmarin | ½ TL gemahlener Koriander | Pfeffer

1 Die Tortellini nach Packungsangabe in Salzwasser gar kochen.
2 Die Champignons putzen, trocken abreiben und in Scheiben schneiden. Das Öl erhitzen und die Champignons darin anbraten.
3 Die Tomate waschen und in Würfel schneiden. Die Artischockenböden in Streifen schneiden und mit Brühe, Zitronensaft, Rosmarin und Koriander zu den Pilzen geben. Das Gemüse bei schwacher Hitze ein paar Minuten dünsten.
4 Das Gemüse mit Salz und Pfeffer würzen. Die Tortelllini abgießen, auf einen Teller geben und das Gemüse darauf verteilen.

Fruchtzuckerarme Rezepte

Ein Power-Start in den Tag: Omelett mit Schinken, Käse und Champignons.

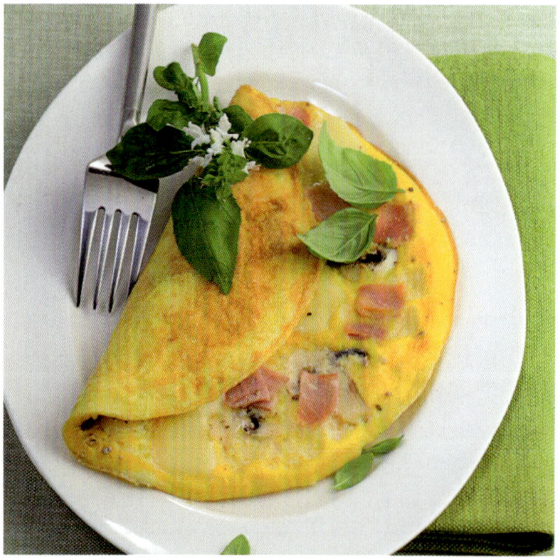

Morgens: Frühstücksomelett

Für 1 Portion 2 Eier | Salz | Pfeffer | 2 Champignons | ½ Scheibe gekochter Schinken | ½ Scheibe Emmentaler Käse | ½ EL Öl | einige Basilikumblätter

1 Den Backofen auf 180 °C vorheizen. Die Eier verquirlen und mit Salz und Pfeffer würzen. Die Pilze putzen, trocken abreiben und in Scheiben schneiden. Schinken und Käse in kleine Stücke schneiden.
2 Das Öl in einer ofenfesten Pfanne verstreichen und die Eier hineingeben. Den Schinken mit den Pilzen darauf verteilen. Das Omelett im Ofen (Mitte) 8 bis 10 Minuten stocken lassen.
3 Die Pfanne aus dem Ofen nehmen, das Omelett auf einen vorgewärmten Teller gleiten lassen und das Basilikum darüber streuen.

Morgens: Porridge

Für 1 Portion 5 EL Haferflocken | 125 ml Milch | Zucker oder Salz

1 Die Haferflocken mit 2 Tassen kaltem Wasser in einen Topf geben. Erhitzen und 1 bis 2 Minuten kochen lassen.
2 Den Haferflockenbrei in einen tiefen Teller oder ein Schälchen geben und mit Milch übergießen. Nach Belieben mit Zucker oder Salz bestreuen.

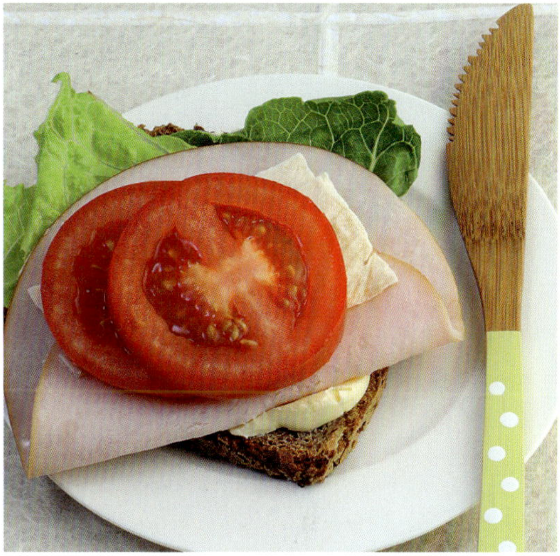

Dieses herzhafte Sandwich-Frühstück kann auch ein leichtes Abendessen sein.

Morgens: Amerikanisches Sandwich

Für 1 Portion 1 kleine Tomate | 2–3 Salatblätter | 1 Scheibe Roggenmischbrot | ½ TL Margarine | 2 Scheiben Putenwurst | 2 dünne Scheiben Tofu

1 Die Tomate und die Salatblätter waschen. Tomate vom Stielansatz befreien und in Scheiben schneiden.
2 Das Brot mit Margarine bestreichen und mit den Salatblättern, der Putenwurst, dem Tofu und den Tomatenscheiben belegen.

Mittags: Lachs-Dill-Spaghetti

Für 1 Portion 125 g Spaghetti | Salz | 100 g Lachsfilet | ½ Zwiebel | ½ Bund Dill | 1 TL Öl | 1 Spritzer Zitronensaft | 50 ml Sahne | Pfeffer

1 Die Spaghetti nach Packungsangabe in Salzwasser bissfest kochen.
2 Den Lachs kalt abspülen, trocken tupfen und in dünne Streifen schneiden. Die Zwiebel schälen und in kleine Würfel schneiden. Den Dill waschen, trocken schütteln und fein schneiden.
3 Das Öl erhitzen und die Lachsstreifen kurz anbraten. Die Zwiebel kurz mitdünsten. Dill, Zitronensaft und Sahne dazugeben, mit Salz und Pfeffer würzen und alles ein paar Minuten ziehen lassen.
4 Die Spaghetti abgießen, in einen tiefen Teller geben und die Lachssauce darauf verteilen.

Mittags: Gemüse-Fisch-Pfanne

Für 1 Portion 50 g frischer Blattspinat | 100 g Paprikaschoten nach Wahl | ½ Möhre | ½ Schalotte | 1 EL Öl | 1 EL Mehl (Type 1050) | 50 ml Gemüsebrühe | 50 ml Milch | 1 EL Lachscreme | 100 g Rotbarschfilet | ½ EL Zitronensaft | Salz | Pfeffer | 1 TL frisch geschnittener Dill | 150 g gekochter Reis

1 Den Spinat waschen, verlesen und in einem Sieb abtropfen lassen. Die Paprikaschoten putzen und waschen, die Möhre schälen. Beides in große Stücke schneiden.

2 Die Schalotte schälen, in kleine Würfel schneiden und im Öl glasig dünsten. Das Mehl dazugeben und bei mittlerer Hitze unter Rühren hellgelb anschwitzen. Die Brühe nach und nach unter kräftigem Rühren mit dem Schneebesen hinzufügen.

3 Die Milch dazugießen, aufkochen lassen und die Lachscreme untermischen. Paprika und Möhren dazugeben und bei schwacher Hitze etwa 8 Minuten weich garen.

4 Das Fischfilet kalt abspülen und trocken tupfen. Mit Zitronensaft beträufeln, salzen und in große Stücke schneiden.

5 Den Fisch mit dem Spinat unter das Gemüse mischen und bei schwacher Hitze zugedeckt weitere 10 Minuten garen. Mit Salz, Pfeffer und Dill würzen und mit Reis servieren.

Ein unwiderstehliches leichtes Mittagessen oder eine feine kalte Vorspeise: Italienische Gemüseplatte.

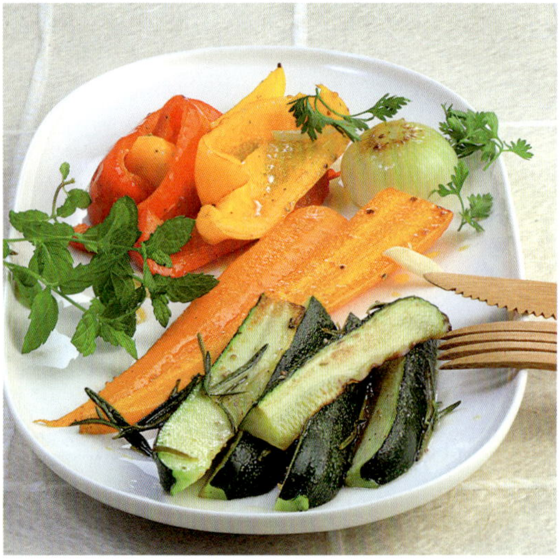

Mittags: Italienische Gemüseplatte

Für 1 Portion 100 g Zucchini | Salz | 2 Möhren | je 1 rote und gelbe Paprikaschote | 6 EL Öl | ½ Knoblauchzehe | Pfeffer | 25 g Perlzwiebeln | 1 Rosmarinzweig | einige Minze- und Kerbelblättchen | etwas Baguette

1 Die Zucchini putzen, waschen und in mundgerechte Stücke schneiden. Mit Salz bestreuen und 15 Minuten ziehen lassen.

2 Die Möhren schälen, längs halbieren oder vierteln. In Salzwasser etwa 5 Minuten bissfest garen. Abschrecken und abtropfen lassen.

3 Die Paprikaschoten putzen, waschen und in Streifen schneiden. 2 EL Öl in einer Pfanne erhitzen und die Paprika darin dünsten. Den Knoblauch schälen, in feine Scheiben schneiden und zu den Paprika geben. Mit Salz und Pfeffer würzen.

4 Die Perlzwiebeln schälen. 2 EL Öl erhitzen, die Zwiebeln darin anbraten und etwas salzen. Die Zwiebeln herausnehmen und die Möhren kurz in der Pfanne schwenken.

5 Die Zucchini trocken tupfen und mit Pfeffer würzen. Den Rosmarin abzupfen. Die Möhren aus der Pfanne nehmen. Das restliche Öl erhitzen und die Zucchini mit dem Rosmarin darin schwenken.

6 Die verschiedenen Gemüse auf einem großen Teller oder einer Platte anrichten. Die Möhren mit Minzeblättchen und die Perlzwiebeln mit Kerbelblättchen bestreuen. Mit Baguette servieren.

Abends: Reissalat mit Mango

Für 1 Portion 50 g Langkornreis | Salz | 75 g Mango | 1 Tomate | 1 Scheibe gekochter Schinken | 1 Frühlingszwiebel | 75 g Joghurt | Saft von ½ Zitrone | 1 EL frisch geschnittene gemischte Kräuter | Zucker | Pfeffer | ½ TL Currypulver

1 Den Reis nach Packungsanweisung mit Salzwasser bissfest garen. Anschließend auf einen Teller geben und abkühlen lassen.

2 Die Mango schälen und das Fruchtfleisch vom Stein schneiden. Die Tomate waschen und den Stielansatz entfernen. Das Mangofruchtfleisch und die Tomate in Würfel, den Schinken in Streifen schneiden. Die Frühlingszwiebel putzen, waschen und in Ringe schneiden.

3 Den Joghurt mit dem Zitronensaft und den Kräutern verrühren. Mit Salz, Zucker, Pfeffer und Currypulver würzen.

4 Den Reis mit Mango, Tomate, Frühlingszwiebeln, Schinken und Joghurt-Dressing mischen und bis zum Servieren etwa 1 Stunde in den Kühlschrank stellen.

Ein Hauch Exotik: Der Reissalat mit Mango schmeckt gekühlt erst richtig gut.

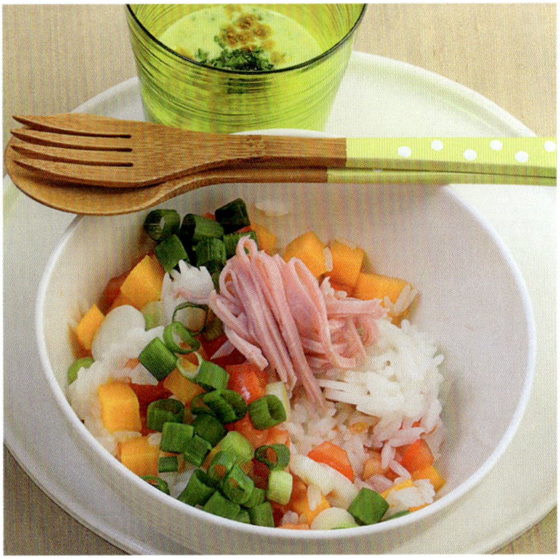

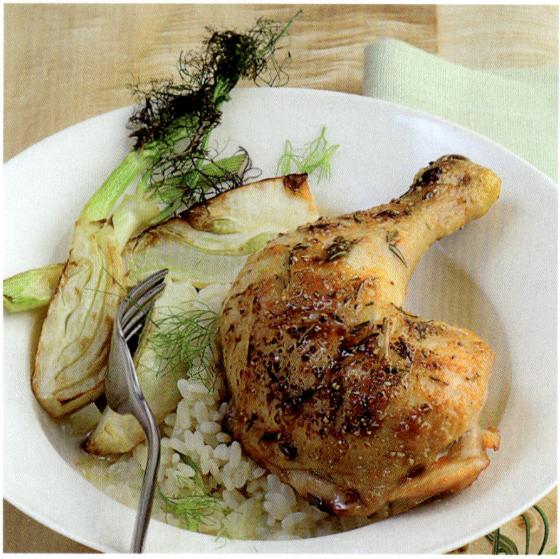

Geschmackserlebnis auf leichte Art: Fenchel, Reis und zartes Hähnchenfleisch sind sanft zu Magen und Darm.

Abends: Rosmarin-Hähnchenkeule mit Fenchelrisotto

Für 1 Portion 75 g Reis | 200 ml Gemüsebrühe | 1 Hähnchenschenkel | 1 EL Olivenöl | Salz | Pfeffer | 1 TL fein gehackter Rosmarin | ¼ Fenchelknolle | 2 Schnittlauchhalme

1 Den Reis nach Packungsangabe in Wasser kochen und nach und nach 150 ml Brühe zugießen. Den Backofen auf 200 °C vorheizen.
2 Den Hähnchenschenkel waschen, trocken tupfen, mit Öl bestreichen, mit Salz, Pfeffer und Rosmarin würzen. Auf dem Ofengitter etwa 30 Minuten garen, dabei ab und zu mit Öl beträufeln.
3 Den Fenchel waschen, in Stücke schneiden und in Öl gar braten. Fenchelgrün und Schnittlauch fein schneiden.
4 Reis, Fenchel und Kräuter mischen. Die übrige Brühe dazugießen, erhitzen und mit Salz und Pfeffer würzen. Den Fenchel-Risotto auf einem Teller anrichten und die Hähnchenkeule darauflegen.

Abends: Blattsalat mit Bündner Fleisch

Für 1 Portion 75 g Blattsalat nach Wahl | 1 kleine rote Zwiebel | 20 g Mungobohnensprossen | 10 g Alfalfasprossen | ½ Möhre | 3 Scheiben Bündner Fleisch (30 g) | ½ EL Essig | 2 EL fettarmer Joghurt | ½ EL milder Senf | 1 EL Öl | 1 Scheibe Vollkornbrot | ½ EL Margarine

1 Den Salat putzen, waschen und in mundgerechte Stücke teilen. Die Zwiebel schälen und in Ringe schneiden. Die Sprossen kalt abspülen und in einem Sieb abtropfen lassen. Die Möhre schälen und mit dem Sparschäler in dünne, breite Streifen schneiden.
2 Das Bündner Fleisch mit den Salatblättern, Zwiebeln und Möhren auf einem Teller anrichten und die Sprossen darauf verteilen.
3 Für das Dressing Essig, Joghurt, Senf und Öl verrühren und über den Salat träufeln. Das Vollkornbrot mit Margarine bestreichen und zum Salat genießen.

Histaminarme Rezepte

Morgens: Süßer Apfelreis

Für 1 Portion 75 g Naturreis | 1–2 Äpfel | 1 Spritzer Zitronensaft | 1 TL Zimtpulver | ½ EL Honig

1 Den Reis nach Packungsangabe in Wasser ohne Salz in etwa 25 Minuten bissfest kochen.
2 Die Äpfel vierteln, schälen und die Kerngehäuse entfernen. Die Apfelstücke fein reiben und mit Zitronensaft mischen.
3 Den Apfelbrei und den Reis miteinander vermengen und mit Zimt und Honig abschmecken.

Morgens: Knusper-Müsli

Für 1 Portion 25 g Erdnusskerne | 25 g Cashewkerne | 25 g Mandeln | 50 g Haferflocken | 50 g Honig | ½ TL Zimtpulver | 1 EL kandierter Ingwer | ½ Birne | 100 g Naturjoghurt | 50 ml fettarme Milch

1 Den Backofen auf 180 °C vorheizen. Die Erdnusskerne, Cashewkerne und Mandeln mit einem großen Messer grob hacken und mit Haferflocken, Honig und Zimtpulver mischen.
2 Ein Backblech mit Backpapier auslegen. Die Haferflocken-Nuss-Mischung gleichmäßig darauf verteilen und im Ofen (unten) etwa 20 Minuten rösten, dabei gelegentlich durchrühren. Anschließend das Blech herausnehmen und die Müslimischung abkühlen lassen.
3 Den kandierten Ingwer fein hacken und unter das Müsli mischen.
4 Die Birne vierteln, schälen, das Kerngehäuse entfernen und das Fruchtfleisch auf einer Reibe fein raspeln.
5 Den Joghurt mit der Milch und den Birnenraspeln in einem Schälchen verrühren und die Müsli-Ingwer-Mischung untermengen.

Frühstück mit Biss und fruchtig-scharfen Kontrasten: Knusper-Müsli mit Birne und kandiertem Ingwer.

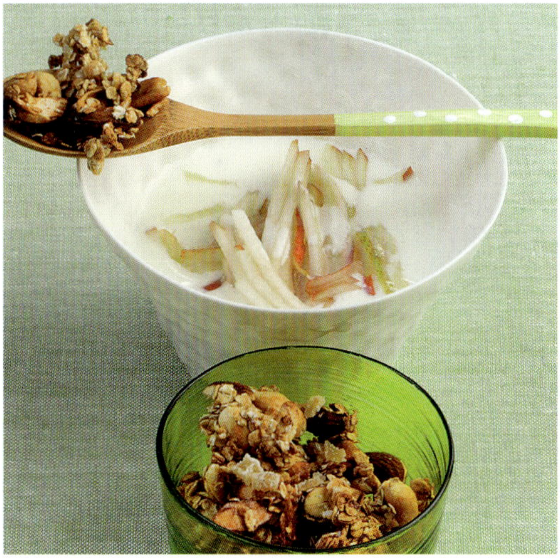

Morgens: Orangen-Reis

Für 1 Portion ¼ l Orangensaft | 1 TL Honig | 100 g Milchreis | 1 Orange | 150 g Naturjoghurt | ¼ TL Zimtpulver | 1 EL Zucker

1 Am Vorabend den Orangensaft mit dem Honig in einem Topf verrühren und aufkochen lassen. Den Reis dazugeben und bei schwacher Hitze zugedeckt 30 Minuten quellen lassen. Vom Herd nehmen.
2 Am Morgen die Orange so dick abschälen, dass auch die weiße Haut mit entfernt ist, und die Fruchtfilets herausschneiden.
3 Den Joghurt mit dem Reis in einem Schälchen verrühren. Zimt und Zucker mischen, über den Reis streuen und die Orangenfilets darauf verteilen.

Mittags: Reisauflauf mit Pute

Für 1 Portion 250 g Brokkoli | 100 ml Gemüsebrühe (hefefrei) | 60 g Basmatireis | Salz | 100 g Putenbrustfilet | 1 TL Öl | Pfeffer | 1 TL Mehl | 1 Aprikosenhälfte (aus der Dose) | 40 ml Aprikosensaft (aus der Dose) | 30 g geriebener Butterkäse | Öl für die Form

1 Den Brokkoli putzen, waschen und die Röschen abschneiden. Den Strunk schälen und in Stücke schneiden. Die Gemüsebrühe zum Kochen bringen und den Brokkoli darin 4 bis 5 Minuten garen. In ein Sieb abgießen und die Kochbrühe dabei auffangen.
2 Den Reis in Salzwasser 10 Minuten vorgaren, in ein Sieb abgießen und abtropfen lassen. Den Backofen auf 180 °C vorheizen.
3 Die Putenbrust kalt abspülen, trocken tupfen und in dünne Streifen schneiden. Das Öl erhitzen und das Fleisch rundherum anbraten. Die Putenstreifen mit Salz und Pfeffer würzen und herausnehmen.
4 Das Mehl mit etwas Brokkoli-Kochbrühe anrühren. Die Aprikosenhälfte in Streifen schneiden. Den Aprikosensaft mit dem angerührten Mehl und der übrigen Kochbrühe in die Pfanne gießen. 1 EL Käse einrühren und 2 Minuten kochen lassen. Mit Salz und Pfeffer würzen.
5 Eine ofenfeste Form mit Öl ausstreichen. Putenfleisch, Brokkoli, Aprikosen und Reis in der Auflaufform verteilen, die Sauce darüber gießen und alles mit dem übrigen Käse bestreuen. Den Auflauf im Ofen (Mitte) 30 Minuten goldbraun überbacken.

IMMER WIEDER NEU

Diesen Auflauf können Sie ganz nach Lust und Laune variieren: Verwenden Sie Ihr Lieblingsgemüse, das gerade Saison hat, und tauschen Sie das Putenfleisch mal gegen Hähnchen-, Rinder- oder Schweinefilet.

Mittags: Möhren-Kartoffel-Suppe mit Pinienkernen

Für 1 Portion 75 g Möhren | 75 g Kartoffeln | 1/4 Zwiebel | 2 TL Olivenöl | 1/4 Bio-Zitrone | Salz | Pfeffer | 10 g Pinienkerne | 1 Thymianzweig

1 Die Möhren und die Kartoffeln schälen und in kleine Stücke schneiden. Die Zwiebel schälen und in kleine Würfel schneiden.
2 1 TL Öl in einem Topf erhitzen und die Zwiebeln darin andünsten. Möhren und Kartoffeln hinzufügen und mitdünsten. 250 ml Wasser angießen und die Suppe 25 Minuten sanft köcheln lassen.
3 Die Zitrone heiß waschen, trockentupfen und 1 TL Schale fein abreiben. Die Suppe mit dem Stabmixer pürieren. Die Zitronenschale hinzufügen und mit Salz und Pfeffer würzen.
4 Die Pinienkerne in einer Pfanne ohne Fett goldgelb rösten. Die Thymianblättchen abzupfen. Die Suppe in einen tiefen Teller geben, mit Pinienkernen und Thymian bestreuen. Das übrige Öl daraufträufeln.

Mittags: Hähnchenbrust im Schinkenmantel

Für 1 Portion 1 Hähnchenbrustfilet | Salz | Pfeffer | Paprikapulver | Kräuter der Provence | 1 Salbeiblatt | 1 Scheibe gekochter Schinken | 1/2 Zucchino | Öl für die Form | 1 Spritzer Zitronensaft

Geschützt unter würzigem Schinken bleibt die Hähnchenbrust wunderbar saftig.

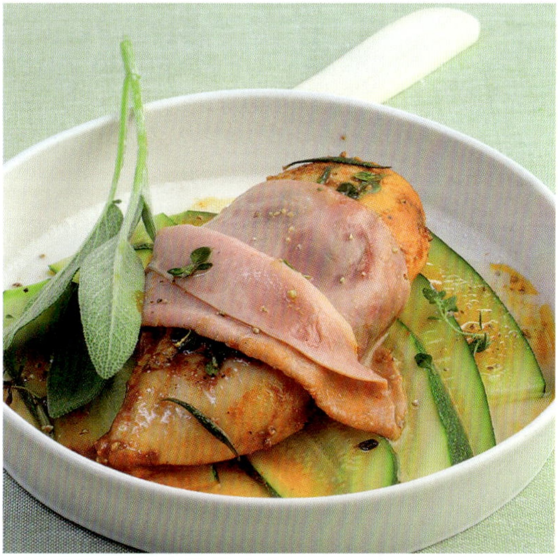

1 Den Backofen auf 180 °C vorheizen. Die Hähnchenbrust kalt abspülen, trocken tupfen und mit Salz, Pfeffer, Paprikapulver und Kräutern der Provence einreiben. Das Salbeiblatt darauflegen und das Fleisch mit dem Schinken umwickeln. Den Schinken mit einem Holzstäbchen fixieren.
2 Den Zucchino putzen, waschen und längs in dünne Streifen schneiden. Eine ofenfeste Form mit etwas Öl ausstreichen und die Zucchinostreifen darin verteilen. Die Hähnchenbrust hineinlegen und einen Spritzer Zitronensaft darüber geben. Die Form mit einem Deckel oder mit Alufolie verschließen und die Hähnchenbrust im Ofen etwa 30 Minuten garen.

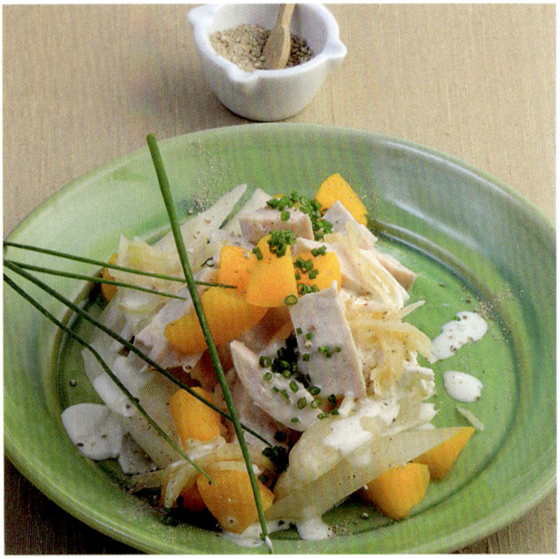

Leichter Geflügelsalat auf fruchtige Art: mit Pfirsich, Spargel, Sellerie und figurfreundlicher Crème légère.

Abends: Geflügelsalat

Für 1 Portion 100 g Hähnchenbrustfilet | Salz | 100 g Pfirsiche (aus der Dose) | 50 g weißer Spargel (aus dem Glas) | 50 g Selleriestreifen (aus dem Glas) | 50 g Crème légère | Pfeffer

1 Die Hähnchenbrust in Salzwasser 15 Minuten gar kochen. Anschließend in Würfel schneiden.
2 Die Pfirsiche und den Spargel klein schneiden, mit Sellerie, Crème légère und Hähnchenfleisch mischen. Den Salat mit Salz und Pfeffer würzen und 2 Stunden durchziehen lassen.

Abends: Putenfilet auf Paprikasauce

Für 1 Portion ½ Zwiebel | 150 g Putenbrustfilet | Salz | Pfeffer | 2 TL Butter | 1 TL Paprikapulver | 2 TL Mehl | ½ Tasse Gemüsebrühe (hefefrei) | 25 ml fettarme Milch

1 Die Zwiebel schälen und in kleine Würfel schneiden. Das Putenfilet mit Salz und Pfeffer würzen. Die Butter erhitzen und die Zwiebeln andünsten. Das Putenfilet dazugeben und rundherum anbraten.
2 Das Filet herausnehmen und das Paprikapulver mit dem Mehl in die Pfanne streuen. Mit Brühe ablöschen und aufkochen lassen. Die Milch dazugießen und das Filet darin 10 Minuten gar ziehen lassen.

Abends: Champignoncremesuppe

Für 1 Portion ½ Zwiebel | 100 g Champignons | 1 TL Butter | 2 TL Mehl | 250 ml Gemüsebrühe (hefefrei) | 50 ml Milch | 30 g Sahne | Salz | Pfeffer | Petersilie zum Bestreuen

1 Die Zwiebel schälen, in Würfel schneiden. Die Champignons putzen, in Scheiben schneiden. Beides in Butter anbraten und 1 TL Mehl darüber stäuben. Brühe und Milch angießen und 8 Minuten köcheln.
2 Die Sahne mit dem übrigen Mehl verrühren und unterrühren. Weitere 5 Minuten köcheln lassen, mit Salz und Pfeffer würzen. Die Suppe in einen tiefen Teller geben und mit Petersilie garnieren.

Ballaststoffreiche Rezepte

Morgens: Bircher-Benner-Müsli

Für 1 Portion 4 EL Vollkornflocken | Saft von ½ Zitrone | 4 EL Milch | 1–2 Äpfel | Zucker oder Honig | 4 EL geriebene Nüsse nach Wahl

1 Am Vorabend die Vollkornflocken mit 200 ml Wasser verrühren und quellen lassen.
2 Am nächsten Morgen Zitronensaft und Milch unter die Vollkornflocken rühren. Die Äpfel waschen, samt Schale und Kerngehäuse auf die Vollkornflockenmischung reiben und untermischen. Das Müsli mit Zucker oder Honig abschmecken und mit den Nüssen bestreuen.

Morgens: Dinkel-Quark-Müsli mit Banane

Für 1 Portion 40 g gemischte Trockenfrüchte | 4 EL Dinkelflocken | ½ Banane | 75 ml Buttermilch | 125 g Magerquark | ½ EL Zitronensaft | ½ EL Honig

1 Am Vorabend die Trockenfrüchte in Würfel schneiden und in Wasser einlegen. Die Früchte über Nacht im Kühlschrank quellen lassen.
2 Am nächsten Morgen das Wasser abgießen und auffangen. Dinkelflocken und Früchte in einer Schale mischen.
3 Die Banane schälen und mit Buttermilch, Quark, Zitronensaft, Honig und 2 EL Einweichwasser mit dem Stabmixer pürieren. Die Bananenmilch über das Müsli geben.

Mit diesem Dinkel-Quark-Müsli ist man für einen langen Vormittag gut gerüstet.

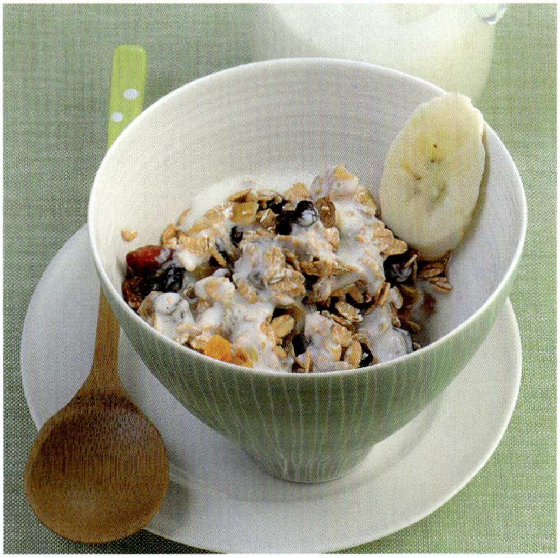

Morgens: Schnelles Schweizer Müsli

Für 1 Portion 2 EL Milch | 2 EL Haferflocken | 1 Birne | etwas Zitronensaft | ½ EL Zucker

1 Die Milch in ein Schälchen geben und die Haferflocken darin kurz einweichen.
2 Die Birne waschen und samt Schale und Kerngehäuse zu den Haferflocken reiben. Zitronensaft und Zucker dazugeben und das Müsli verrühren.

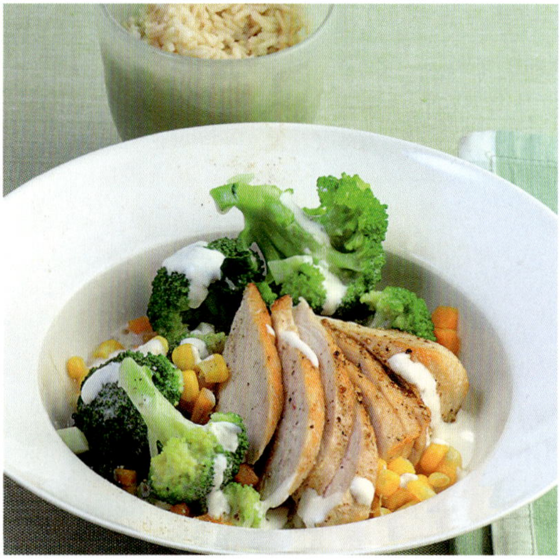

Da kann keiner widerstehen: zartes Hähnchen mit knackig gegartem bunten Gemüse.

Mittags: Geflügel-Gemüse-Ragout

Für 1 Portion 80 g Naturreis | Salz | 100 g Möhren | 100 g Brokkoli | 100 ml Gemüsebrühe (hefefrei) | 100 g Hähnchenbrustfilet | ½ EL Margarine | ½ EL Schmand | 1 Spritzer Zitronensaft | ½ TL Speisestärke | 50 g Mais (aus der Dose) | Pfeffer

1 Den Reis nach Packungsanweisung in Salzwasser bissfest garen.
2 Die Möhren schälen und in kleine Würfel schneiden. Den Brokkoli waschen und die Röschen ablösen. Den Stiel schälen und in kleine Würfel schneiden. Brokkoli und Möhren in der Hälfte der Gemüsebrühe bissfest garen.
3 Das Hähnchenfilet kalt abspülen und trocken tupfen. Die Margarine erhitzen und das Filet darin langsam rundherum gar braten.
4 Die restliche Brühe mit Schmand und Zitronensaft aufkochen. Die Speisestärke mit wenig kaltem Wasser anrühren, in die Sauce geben und 1 Minute köcheln lassen.
5 Das Hähnchenfleisch in Scheiben schneiden, mit Mais, Brokkoli und Möhren in die Sauce geben und sanft erwärmen. Das Ragout mit Salz und Pfeffer würzen und mit Reis auf einem Teller anrichten.

Mittags: Champignongemüse mit Feta

Für 1 Portion 250 g Champignons | ½ Knoblauchzehe | ½ Zwiebel | 1 EL Olivenöl | Salz | Pfeffer | 25 g schwarze Oliven | 50 g Feta-Käse | ½ Bund Petersilie

1 Die Champignons putzen und halbieren. Knoblauch und Zwiebel schälen und in kleine Würfel schneiden. Das Öl erhitzen und die Champignons darin anbraten. Knoblauch und Zwiebeln dazugeben und mit Salz und Pfeffer würzen. Die ganzen Oliven hinzufügen.
2 Den Feta-Käse zerbröckeln. Die Petersilie waschen, trocken schütteln und fein schneiden. Das Champignongemüse auf einem Teller anrichten und den Feta mit Petersilie darüber streuen.

Mittags: Asia-Gemüse mit Schweinefilet

Für 1 Portion ¼ Knoblauchzehe | 1 EL Zitronensaft | etwas frisch geriebener Ingwer | 2 EL Sojasauce | Cayennepfeffer | 80 g Schweinefilet | 50 g Basmati- oder Naturreis | ½ EL Sesamsamen | 50 g Blumenkohl | ½ Möhre | ½ Stange Lauch | ½ Stängel Staudensellerie | ¼ rote Paprikaschote | 2 TL Öl | ½ TL Honig | 40 g Sojabohnensprossen | Salz

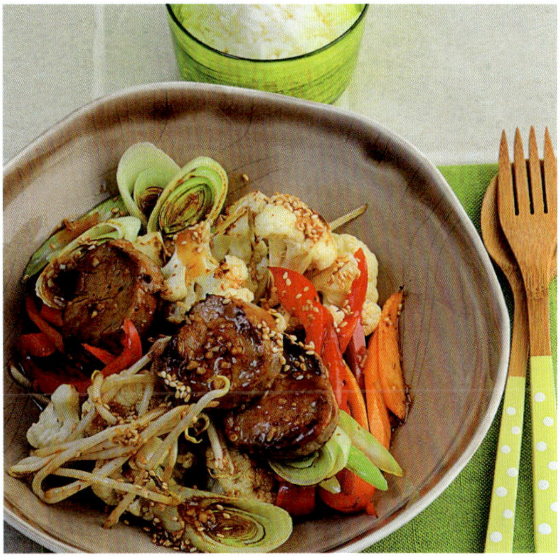

Schonend und schnell gegart: Pfannengemüse und asiatisch mariniertes Schweinefilet.

1 Den Knoblauch schälen und durch die Knoblauchpresse in einen tiefen Teller oder eine kleine Schüssel drücken. Zitronensaft, Ingwer, Sojasauce und Cayennepfeffer hinzufügen und alles zu einer Marinade verrühren.

2 Das Schweinefilet kalt abspülen, trocken tupfen und in Scheiben schneiden. Die Filetscheiben in feine Streifen schneiden und mit der Marinade vermischen. Zugedeckt mindestens 30 Minuten im Kühlschrank durchziehen lassen.

3 Den Reis nach Packungsanweisung mit 1 Prise Salz zugedeckt bei schwacher Hitze bissfest garen.

4 Den Sesam in einer Pfanne ohne Fett rösten, bis er aromatisch duftet. Die Gemüse putzen und waschen bzw. schälen. Den Blumenkohl in Röschen zerteilen. Möhre, Lauch und Sellerie in Scheiben, die Paprikaschote in Streifen schneiden.

5 1 TL Öl in einer Pfanne erhitzen. Das Fleisch aus der Marinade nehmen, die Marinade aufbewahren und das Fleisch rundherum anbraten. Anschließend herausnehmen und beiseitestellen.

6 Die Pfanne mit Küchenpapier auswischen. Das übrige Öl hineingeben und den Honig darin karamellisieren. Den Blumenkohl hinzufügen und etwa 5 Minuten unter Rühren bissfest braten. Möhren, Lauch und Sellerie dazugeben und 5 Minuten unter Rühren mitgaren. Die Sprossen in einem Sieb kalt abbrausen und mit Paprika, Fleisch, der übrigen Marinade und etwas Wasser zum Gemüse geben. Mit Cayennepfeffer und Salz würzen. Das Pfannengericht mit dem Reis auf einen Teller geben und mit Sesam bestreuen.

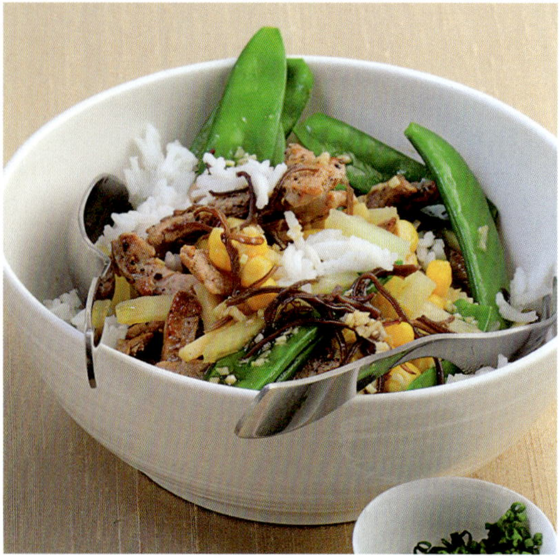

Farbenfroh, würzig und fruchtig: Dieser Asia-Salat ist ein Genuss.

Abends: Asia-Salat mit Rinderfilet

Für 1 Portion 60 g Basmatireis | Salz | 1 Mu-Err-Pilz | 40 g Zuckerschoten | 150 g Rinderfilet | 2 EL Öl | Pfeffer | 1 Scheibe Ananas (aus der Dose) | 40 g Mais (aus der Dose) | 40 g Bambussprossen (aus dem Glas) | ¼ Knoblauchzehe | ½ EL Sherryessig | ½ EL Sojasauce | fein geschnittene Kräuter

1 Den Reis nach Packungsanweisung mit Salz bissfest garen. Danach abkühlen lassen.
2 Den Mu-Err-Pilz in Wasser einweichen. Die Zuckerschoten waschen, putzen und in Salzwasser bissfest garen. Anschließend abgießen.
3 Das Fleisch kalt abspülen, trocken tupfen, in Scheiben und danach in Streifen schneiden. 1 EL Öl erhitzen und das Fleisch darin 4 Minuten braten. Mit Salz und Pfeffer würzen. Den Pilz in Streifen schneiden, zum Fleisch geben und kurz mitbraten.
4 Die Ananas in Würfel schneiden und mit Mais, Bambussprossen, Zuckerschoten, Fleisch, Pilz und Reis mischen.
5 Den Knoblauch schälen und durch die Knoblauchpresse drücken. Das restliche Öl mit Knoblauch, Essig und Sojasauce zu einem Dressing verrühren. Mit Salz und Pfeffer abschmecken. Das Dressing mit den vorbereiteten Zutaten mischen und den Salat kurz durchziehen lassen. Vor dem Essen mit Kräutern bestreuen.

Abends: Dinkelpfannkuchen

Für 1 Portion 2 EL Dinkelmehl | 1 Ei | 1 TL geriebener Hartkäse | ½ Zwiebel | fein geschnittene Kräuter | 1 TL Öl | etwas Blattsalat

1 Das Mehl mit dem Ei, dem Käse und 1 Tasse Wasser zu einem flüssigen Teig verrühren und 30 Minuten quellen lassen.
2 Die Zwiebel schälen, in kleine Würfel schneiden und mit den Kräutern unter den Teig mischen. Das Öl in einer Pfanne erhitzen, den Teig hineingeben und von beiden Seiten goldbraun ausbacken. Den Pfannkuchen mit Blattsalat anrichten.

Abends: Gratinierte Gemüsekartoffel

Für 1 Portion 1 große Kartoffel | Salz | 25 g Möhre | 20 g Lauch | 20 g Mais (aus der Dose) | 60 g Hähnchenbrustfilet | edelsüßes Paprikapulver | ½ EL Öl | etwas fein geschnittene Petersilie | 50 g Schmelzkäse | Pfeffer

1 Die Kartoffel waschen und mit Schale in Salzwasser gar kochen. Herausnehmen und etwas abkühlen lassen. Dann an einer Kartoffelschmalseite einen »Deckel« abschneiden. Die Kartoffel mit einem Löffel aushöhlen, sodass eine 1 cm dicke Hülle übrig bleibt.

2 Die Möhre schälen, den Lauch putzen und waschen. Das Gemüse in Streifen schneiden und in 200 ml kochendem Salzwasser etwa 3 Minuten blanchieren. Den Mais abtropfen lassen, die Petersilie fein schneiden. Das gegarte Gemüse mit dem Schaumlöffel herausheben. Den Backofen auf 225 °C vorheizen.

3 Das Hähnchenfleisch kalt abspülen, trocken tupfen, in feine Streifen schneiden und mit Paprikapulver würzen. Das Öl erhitzen und die Filetstreifen darin etwa 5 Minuten braten. Möhren, Lauch, das Kartoffelfleisch, Mais und Petersilie hinzufügen und erhitzen.

4 Das Gemüsewasser erhitzen, 20 g Schmelzkäse darin auflösen und mit Pfeffer würzen. Die ausgehöhlte Kartoffel mit der Gemüse-Fleisch-Mischung füllen und die Käsesauce darüber geben. Den restlichen Schmelzkäse in kleine Stücke schneiden und daraufstreuen. Die Kartoffel im Ofen etwa 10 Minuten gratinieren.

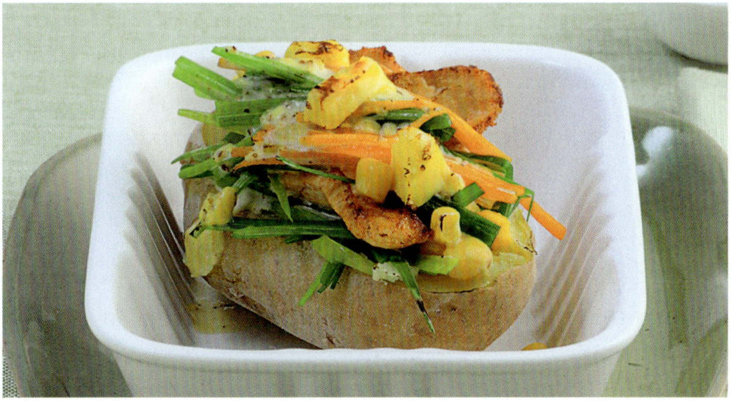

Füllen Sie die Kartoffel zur Abwechslung mal mit Putenbrust, Mais und Rucola.

Fettarme Rezepte

Morgens: Haferflockenjoghurt

Für 1 Portion 150 g fettarmer Joghurt | 3 gehäufte EL Haferflocken | ½ EL Zucker | 1 Apfel

Den Joghurt mit Haferflocken und Zucker mischen. Apfel waschen, Kerngehäuse entfernen und samt Schale unter den Joghurt reiben.

Morgens: Möhrenflocken

Für 1 Portion 1–2 Möhren | 3 EL Haferflocken | 100 ml fettarme Milch | 1 Spritzer Zitronensaft | ½ EL Zucker

Die Möhren schälen, nach Belieben fein oder grob raspeln und mit den Haferflocken und der Milch vermengen. Mit Zitronensaft und Zucker abschmecken.

Morgens : Bananenjoghurt mit Apfel

Für 1 Portion 1 Banane | 1 Spritzer Zitrone | ½ Apfel | 150 g Joghurt | 1 EL Haferkleie

Die Banane schälen, mit einer Gabel zerdrücken und mit Zitronensaft mischen. Den Apfel waschen, halbieren, das Kerngehäuse entfernen, grob raspeln und mit Banane, Joghurt und Kleie mischen.

Mittags: Rehrückenfilet mit Preiselbeersauce

Für 1 Portion 100 g Rehrückenfilet | Salz | Pfeffer | ½ TL getrockneter Thymian | ½ EL Öl | 1 TL dunkler Bratenfond | 1 EL Preiselbeeren | ½ TL Meerrettich (aus dem Glas) | ½ EL Worcestersauce | ½ EL Orangensaft | ½ EL Portwein | Zucker | ½ TL Speisestärke | 125 g gekochte Spätzle

1 Den Backofen auf 200 °C vorheizen. Das Rehrückenfilet kalt abspülen, trocken tupfen, mit Salz und Pfeffer würzen und mit Thymian einreiben. Das Öl erhitzen und das Filet rundherum anbraten. Anschließend auf das Ofengitter legen und im Ofen 5 Minuten garen.

ROTE PERLEN

Anstelle von Preiselbeeren passen auch Granatapfelkerne zum Rehrücken. Geben Sie die fruchtigen roten Kerne jedoch erst ganz zum Schluss in die Sauce, sie verlieren sonst ihre leuchtende Farbe.

2 Das Rehrückenfilet aus dem Ofen nehmen, in Alufolie wickeln und an einem warmen Ort ruhen lassen.
3 Den Bratenfond nach Packungsanweisung zubereiten, die Preiselbeeren dazugeben und aufkochen lassen. Meerrettich, Worcestersauce und Orangensaft unterrühren. Die Sauce mit Portwein, Zucker, Salz und Pfeffer abschmecken. Die Speisestärke mit wenig Wasser glatt rühren, in die Sauce geben und noch einmal aufkochen lassen.
4 Die Sauce auf einem vorgewärmten Teller zu einem »Spiegel« zerlaufen lassen, das Filet daraufgeben und die Spätzle dazu servieren.

Mittags: Hähnchenbrust in Tomaten-Honig-Sauce

Für 1 Portion 1 Hähnchenbrustfilet | Salz | Pfeffer | 1 EL Öl | ½ Knoblauchzehe | ½ Zwiebel | 1 EL Sojasauce | 100 ml passierte Tomaten | 50 ml Tomatensaft | 1 EL Honig | 150 g gekochter Reis

1 Die Hähnchenbrust kalt abspülen, trocken tupfen und mit Salz und Pfeffer würzen. Das Öl in einer ofenfesten Pfanne erhitzen und die Hähnchenbrust darin rundherum goldbraun anbraten. Das Fleisch herausnehmen und den Großteil des Öls mit Küchenpapier aus der Pfanne tupfen. Den Backofen auf 180 °C vorheizen.
2 Die Knoblauchzehe und die Zwiebel schälen und in kleine Würfel schneiden. Die Pfanne wieder erhitzen und Zwiebel- und Knoblauchwürfel darin anbraten. Die Sojasauce, die passierten Tomaten, Tomatensaft und Honig zugeben und die Flüssigkeit bei mittlerer Hitze sämig einkochen lassen.
3 Die Hähnchenbrust in die Sauce legen und darin wenden. Die Pfanne in den Backofen (Mitte) stellen und die Hähnchenbrust in der Sauce etwa 15 Minuten garen.
4 Die Hähnchenbrust herausnehmen und in Scheiben schneiden. Etwas Sauce als »Spiegel« auf einen Teller geben, die Hähnchenbrust darauf anrichten und mit der restlichen Tomatensauce beträufeln. Den Reis in einem separaten Schälchen dazu servieren.

Die sanfte Säure von Tomaten und das feine Aroma von Honig umschmeicheln die zarte Hähnchenbrust.

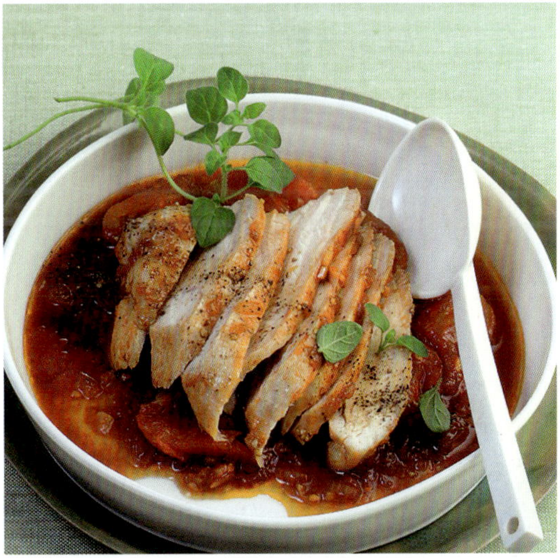

Mittags: Fischcurry

Für 1 Portion 60 g Langkornreis | Salz | ½ rote Zwiebel | 1 Möhre | ¼ säuerlicher Apfel (z. B. Boskop) | 150 g Kabeljaufilet | Saft von ½ Zitrone | ½ EL Butter | ½ EL Öl | Pfeffer | Currypulver | Zucker | 1 Schuss Apfelsaft | ½ EL Kokosraspel | ½ TL gehackte Pistazien | einige Petersilienblätter

1 Den Reis nach Packungsanweisung mit 1 Prise Salz bissfest garen.
2 Die Zwiebel schälen und in 4 Spalten schneiden. Die Möhre schälen und in Stifte schneiden. Den Apfel waschen, Kerngehäuse entfernen, das Fruchtfleisch in Spalten schneiden. Das Fischfilet kalt abspülen, trocken tupfen, mit Zitrone beträufeln und in Würfel schneiden.
3 Die Butter und das Öl in einer Pfanne erhitzen. Die Zwiebeln und Möhren darin etwa 5 Minuten dünsten. Die Apfelspalten und Fischwürfel dazugeben. Mit Salz, Pfeffer, je 1 Prise Currypulver und Zucker abschmecken. Den Apfelsaft dazugießen und das Fischcurry zugedeckt bei schwacher Hitze 8 bis 10 Minuten ziehen lassen.
4 Die Kokosraspel in einer Pfanne ohne Fett rösten. Die Pistazien unter den Reis mischen. Reis mit Fischcurry auf einen Teller geben. Das Curry mit Kokosraspeln bestreuen und mit Petersilie garnieren.

Quarkkeulchen sind ein Klassiker aus Sachsen. Probieren Sie sie auch mal mit Pflaumen- oder Himbeersauce.

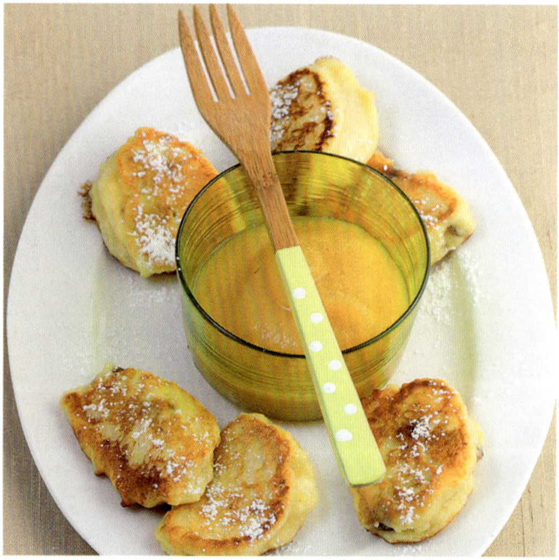

Abends: Quarkkeulchen

Für 1 Portion 125 g gekochte Kartoffeln (vom Vortag) | 4 EL Mehl | ¼ TL Backpulver | Mark von ¼ Vanilleschote | 80 g Magerquark | 1 Ei | ½ EL Zitronensaft | ½ TL Zucker | 1 Prise Salz | Muskatnuss | 2 EL Rosinen | Öl zum Ausbacken | 60 g Apfelmus

1 Die Kartoffeln schälen und durch die Kartoffelpresse drücken. Mehl mit Backpulver, Kartoffeln, Vanille, Quark, Ei, Zitronensaft, Zucker, Salz, Muskat und Rosinen zu einem Teig verkneten.
2 Eine beschichtete Pfanne erhitzen und mit Öl ausstreichen. Mit einem Esslöffel von der Teigmasse Nocken abstechen, in die Pfanne geben

und mit dem Pfannenwender flach drücken. Die Keulchen auf beiden Seiten etwa 8 Minuten goldbraun backen. Mit Apfelmus anrichten.

Abends: Kartoffel-Milch-Suppe

Für 1 Portion 150 g Kartoffeln | ½ kleine Zwiebel | ½ Bund Suppengemüse | 200 ml Gemüsebrühe | Salz | Pfeffer | Muskatnuss | 50 ml fettarme Milch | etwas Petersilie

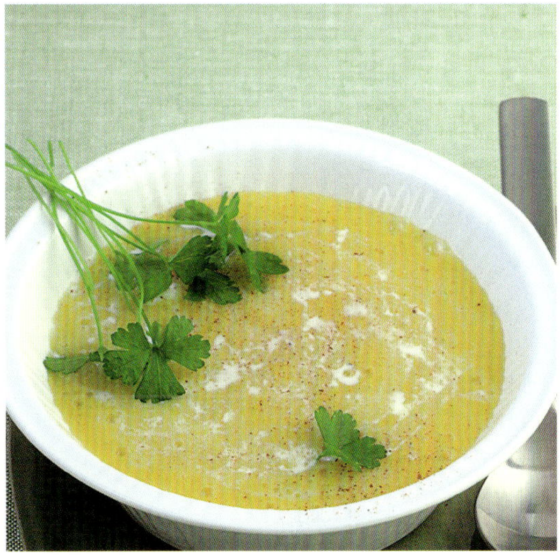

Macht zufrieden und satt: Eine würzige Kartoffel-Milch-Suppe als sanfter Tagesabschluss.

1 Die Kartoffeln und die Zwiebel schälen. Das Suppengemüse schälen bzw. putzen und würfeln. Etwas Brühe in einen Topf geben, das Gemüse kurz andünsten. Die restliche Brühe hinzugießen und aufkochen. Das Gemüse zugedeckt etwa 30 Minuten weich garen.
2 Das Gemüse samt Brühe mit dem Stabmixer pürieren und mit Salz, Pfeffer und Muskatnuss würzen. Die Milch hinzufügen und die Suppe weitere 10 Minuten köcheln lassen.
3 Die Petersilie fein schneiden. Die Suppe in einen tiefen Teller geben und die Petersilie darüber streuen.

Abends: Dampfnudeln

Für 1 Portion 10 g frische Hefe | ¼ l fettarme Milch | 100 g Mehl | 1 Ei | ½ EL Zucker | etwas abgeriebene Bio-Zitronenschale | Salz | ½ TL weiche Butter | Butter für den Topf | 100 ml Vanillesauce

1 Die Hefe in 60 ml lauwarmer Milch auflösen und mit 1 EL Mehl zu einem Vorteig verrühren. Etwa 20 Minuten ruhen lassen.
2 Den Vorteig mit Ei, Zucker, Zitronenschale, Salz, Butter und dem übrigen Mehl zu einem glatten Teig verkneten. An einem warmen Ort zugedeckt etwa 20 Minuten gehen lassen. Danach noch mal durchkneten, den Teig zu einer Kugel formen und 20 Minuten ruhen lassen.
3 Die restliche Milch in einem eingefetteten Topf aufkochen. Die Dampfnudel hineinsetzen und zugedeckt bei schwacher Hitze 20 Minuten garen. Noch heiß mit Vanillesauce genießen.

Bücher, die weiterhelfen

Beglinger, Prof. Dr. Christoph / Degen, Lukas / Fried, Michael:
Funktionelle Erkrankungen des Magen-Darm-Traktes
Uni-Med-Verlag, Bremen 2007

Hüther, Prof. Dr. Gerald:
Die Macht der inneren Bilder. Wie Visionen das Gehirn, den Menschen und die Welt verändern
Vandenhoeck & Ruprecht, Göttingen 2006

Kruis, Prof. Dr. med. Wolfgang:
Reizdarm – Endlich Ruhe im Bauch durch richtige Ernährung
Trias Verlag, Stuttgart 2004

Schleip, Thilo:
Fructose-Intoleranz – Wenn Fruchtzucker krank macht
Trias Verlag, Stuttgart 2010

Schleip, Thilo:
Histamin-Intoleranz – Endlich Schluss mit den Beschwerden
Trias Verlag, Stuttgart 2010

Schleip, Thilo:
Laktose-Intoleranz – Wenn Milchzucker krank macht
Trias Verlag, Stuttgart 2010

Servan-Schreiber, David:
Die neue Medizin der Emotionen
Goldmann Verlag, München 2006

Stavemann, Harlich H.:
Im Gefühlsdschungel: Emotionale Krisen verstehen und bewältigen. Mit Übungsaufgaben und Tipps, um Veränderungsziele zu planen und zu erreichen
Beltz PVU, Weinheim 2001

BÜCHER AUS DEM GRÄFE UND UNZER VERLAG, MÜNCHEN

Bohlmann, Friedrich:
Gesund essen – Allergenarm genießen

Elmadfa, Prof. Dr. I. / Aign, W. / Muskat, Prof. Dr. E. / Fritzsche, D.:
Die große GU Nährwert-Kalorien-Tabelle

Hainbuch, Friedrich:
Progressive Muskelentspannung (mit Audio-CD)

Kamp, Anne / Schäfer, Christiane:
Gesund essen – Fruktosearm genießen

Klever-Schubert, Katrin / Endres, Alexandra:
Klevers Kompass: Kalorien & Fette

Langen, Prof. Dr. Dietrich:
Autogenes Training

Mannschatz, Marie:
Meditation (mit Audio-CD)

Marquardt, Trudel / Anzenberger, Britta-Marie:
Gesund essen – Glutenfrei genießen

Maus, Simone / Anzenberger, Britta-Marie:
Gesund essen bei Laktoseintoleranz

Pfeiffer, Dr. med. Amrei:
Magen und Darm natürlich behandeln

Schaenzler, Dr. med. Nicole / Koppenwallner, Dr. Christoph:
Quickfinder Symptome – Was steckt hinter meinen Beschwerden?

Schaenzler, Dr. med. Nicole / Riker, Dr. med. Ulf:
Medizinische Fachbegriffe

Trökes, Anna:
Das große Yoga Buch

Adressen, die weiterhelfen

Berufsverband der Yogalehrenden in Deutschland e.V.

Jüdenstr. 37
D-37073 Göttingen
www.yoga.de
Verzeichnis qualifizierter Yogalehrer/-innen in Deutschland, Österreich und der Schweiz

Berufsverband Deutscher Psychologinnen und Psychologen e.V. (BDP)

Am Köllnischen Park 2
D-10179 Berlin
www.bdp-verband.org
Hilfe bei der Suche nach der richtigen Psychotherapie

Deutsche Gesellschaft für Ernährung e.V.

Godesberger Allee 18
D-53175 Bonn
www.dge.de
Gesundheitliche Aufklärung und Vermittlung von ernährungswissenschaftlichen Erkenntnissen

Deutsche Gesundheitshilfe (DGH) e.V. Magen und Darm

Postfach 94 03 03
D-60461 Frankfurt
www.gesundheitshilfe.de
Organisation zur bundesweiten gesundheitlichen Aufklärung und Information; Beratung und Information für Patienten und Interessierte

Gastro-Liga e.V.

Friedrich-List-Straße 13
D-35398 Gießen
www.gastro-liga.de
Deutsche Gesellschaft zur Bekämpfung der Erkrankungen von Magen, Darm und Leber.

Laktonova Gesundheitsprodukte

www.laktonova.de
Internetplattform zu Reizdarm und Intoleranzen mit Patientenbroschüren, Therapeutenfinder, Foren, Onlineshop und vielem mehr

NAKOS

Nationale Kontakt- und Informationsstelle zur Anregung und Unterstützung von Selbsthilfegruppen
Wilmersdorfer Str. 39
D-10627 Berlin
www.nakos.de
Kontaktmöglichkeiten zu bundesweit tätigen Selbsthilfeorganisationen

Selbsthilfeorganisationen Österreich

www.selbsthilfe.at
Hilfe bei der Suche nach Selbsthilfegruppen in Österreich

Stiftung Kosch

Laufenstraße 12
CH-4053 Basel
www.kosch.ch
Koordination und Förderung von Selbsthilfegruppen in der Schweiz

Verband der Oecotrophologen e.V. (VDOE)

Reuterstr. 161
D-53113 Bonn
www.vdoe.de
Professionelle Hilfe bei Ernährungsfragen und Kontakt zu Ernährungsberatern am Wohnort in Deutschland und der Schweiz

Sachregister

Rezeptregister

Impressum

Projektleitung: Barbara Fellenberg

Lektorat: Gertrud Köhn, Nadia Zakaryan

Layout: independent Medien-Design, Horst Moser, München

Herstellung: Petra Roth

Satz: Gertrud Köhn

Reproduktion: Repro Ludwig, Zell am See

Druck: Firmengruppe APPL, aprinta druck, Wemding

Bindung: Firmengruppe APPL, sellier druck, Freising

ISBN 978-3-7742-7417-4

2. Auflage 2010

GRÄFE UND UNZER

Ein Unternehmen der
GANSKE VERLAGSGRUPPE

Bildnachweis

Rezepte (Innenteil und U4 li.): Studio L'EVEQUE / H. u. T. Bischof
Weitere Fotos: Corbis: U1 u. Folder, U2/S. 1, S. 3 re., S. 8, S. 68; Getty: S. 3 li., 44, S. 96/97, S. 98; Jump Fotoagentur: S. 2, 6/7, S. 42/43, S. 80, S. 90; Mauritius: S. 22; Picturepress: S. 14, U4 re.; Superbild: S. 36

Illustrationen: Ingrid Schobel

Syndication: www.jalag-syndication.de

Umwelthinweis

Dieses Buch wurde auf chlorfrei gebleichtem Papier gedruckt. Um Rohstoffe zu sparen, haben wir auf Folienverpackung verzichtet.

Dank

Die Autoren bedanken sich bei den Firmen becel, Natreen, Birkel, 3 Glocken und Müller's Mühle für die freundliche Unterstützung bei der Entwicklung der Rezepte.

Wichtiger Hinweis

Die Gedanken, Methoden und Anregungen in diesem Buch stellen die Meinung bzw. Erfahrung des Verfassers dar. Sie wurden vom Autor nach bestem Wissen erstellt und mit größtmöglicher Sorgfalt geprüft. Sie bieten jedoch keinen Ersatz für persönlichen kompetenten medizinischen Rat. Jede Leserin, jeder Leser ist für das eigene Tun und Lassen auch weiterhin selbst verantwortlich. Weder Autor noch Verlag können für eventuelle Nachteile oder Schäden, die aus den im Buch gegebenen praktischen Hinweisen resultieren, eine Haftung übernehmen.

Die GU-Homepage finden Sie im Internet unter www.gu-online.de

Unsere Garantie

Mit dem Kauf dieses Buches haben Sie sich für ein Qualitätsprodukt entschieden. Wir haben alle Informationen in diesem Ratgeber sorgfältig und gewissenhaft geprüft. Sollte Ihnen dennoch ein Fehler auffallen, bitten wir Sie, uns das Buch mit dem entsprechenden Hinweis zurückzusenden. Gerne tauschen wir Ihnen den GU-Ratgeber gegen einen anderen zum gleichen oder zu einem ähnlichen Thema um.

GRÄFE UND UNZER

Ein Unternehmen der
GANSKE VERLAGSGRUPPE

Liebe Leserin und lieber Leser,

wir freuen uns, dass Sie sich für ein GU-Buch entschieden haben. Mit Ihrem Kauf setzen Sie auf die Qualität, Kompetenz und Aktualität unserer Ratgeber. Dafür sagen wir Danke!
Wir wollen als führender Ratgeberverlag noch besser werden. Daher ist uns Ihre Meinung wichtig. Bitte senden Sie uns Ihre Anregungen, Ihre Kritik oder Ihr Lob zu unseren Büchern. Haben Sie Fragen oder benötigen Sie weiteren Rat zum Thema? Wir freuen uns auf Ihre Nachricht!

GRÄFE UND UNZER VERLAG
Leserservice
Postfach 86 03 13
81630 München

Wir sind für Sie da!
Montag–Donnerstag: 8.00–18.00 Uhr
Freitag: 8.00–16.00 Uhr
Tel.: 0180 - 500 50 54*
Fax: 0180 - 501 20 54*
E-Mail: leserservice@graefe-und-unzer.de

*(0,14 €/Min. aus dem deutschen Festnetz, Mobilfunkpreise maximal 0,42 €/Min.)

Neugierig auf GU?
Jetzt das GU Kundenmagazin und die GU Newsletter abonnieren.

Wollen Sie noch mehr Aktuelles von GU erfahren, dann abonnieren Sie unser kostenloses GU Magazin und/oder unseren kostenlosen GU-Online-Newsletter. Hier ganz einfach anmelden:
www.gu-online.de/anmeldung